病気は自分で見つけ、自分で治す！

石原結實
Ishihara Yumi

ベスト新書

110

病気は自分で見つけ、自分で治す！

石原結實　*Ishihara Yumi*

ベスト新書
110

はじめに

最近診察した患者さんが、次のようなことを言っておられた。
「ここ数週間、日中、体がだるく微熱もつづくので、近くの病院で検査を受けたが、すべてに異常がなく、医師から「心配ありません」と言われた。そのうえ、薬の処方も、どういう生活をすべきかという指導もしてもらえなかった。自分は間違いなく、具合が悪く感じたから受診したのに……」とのことだった。

この患者さんの話のように、西洋医学では、血液検査上に異常値が表れるか、レントゲンや心電図上に異常な陰影や波形が出現しないと、往々にして「病気」とは診断されない。患者さん本人は、尋常ならざる「だるさ」や「微熱」を感じているのに、である。

しかし、漢方では、こうした検査で異常が表れない病態を、「瘀血（血行不順）」と診断して対処することができる。体表に表れる「毛細血管の拡張や赤ら顔、手掌紅斑、アザや鼻血、歯茎からの出血などの他覚症状」や「こりや痛み、のぼせ、イライラ、不安などの自覚症状」が瘀血の症状である。漢方の診断では、検査に表れてくる前の「未病」の段階

で異常を察知できるのである。

火事も、ボヤの段階で消火すれば、労力も被害も少なくてすむ。病気も西洋医学的に確診できる前に、体に表れてくるさまざまな自覚症状や他覚症状から診断し、対処すれば、手遅れにならずに、また時間も手数もかけずに、健康を取り戻すことができる。

本書では、自分の体に表れる些細なサインから、未病の段階で「自分で診断」し、そして食生活、運動、心のもち方などによって「自分で治す」方法を詳しく述べる。

また、漢方的な病気のサインを理解するのと同時に、読者の皆さんに知っておいていただきたいのが、健康診断や人間ドックでの検査（とくに血液検査）の意味である。というのも、西洋医学では異常が表れないと「病気」とは診断されないというデメリットがある反面、血液検査の基礎知識を知ってさえいれば、医師でない素人の人でも、検査値からある程度の健康状態や病気の種類を推測することが可能であるからだ。

そこで、本書では、血液検査の基礎知識をはじめ、アルブミン（寿命予知タンパクともいわれる）の多寡や、単なる貧血（＝赤血球減少）の場合でも、血色素（ヘモグロビン）の量によっては、ガンなどの怖い病気を診断できることなど、皆さんが検査結果をみる際

に必要と思われる知識も解説した。

また、リウマチの人に出てくるRA反応が、精神病やガン、肝硬変の場合でも陽性になる理由や、アルコール過飲の指標とされるγ-GTPの数値がまったく下戸の人でも上昇する理由など、西洋医学では説明不可能な点についても、自然医学的見地から説明を加えた。

病気を「未病」で診断し、自分で治す、加えて、検査結果に一喜一憂するのではなく、検査データから自分の健康状況を「読む」方法について、詳しく説明した。

本書を読まれ、我々人間が本来もち合わせている生きる術と、科学的知見の両方をうまく利用して、病気を防ぎ、改善し、健康な生活を送っていただきたいものである。

とくに、「何かの病気にかかっていないか心配である」「健康診断の結果に不安がある」「再検査の通知が来たが、なかなか行きづらい」など、健康や検査結果に心配や不安を抱いている方にもぜひひとも読んでいただきたい本である。

最後に、本書の企画編集をしてくださり、素晴らしい本に仕上げてくださったKKベストセラーズの森永綾子女史にこの場を借りて御礼を申し上げたいと思います。

病気は自分で見つけ、自分で治す！／目次

はじめに 3

第1章 病気は「未病」で治す

動物は「食べないこと」と「発熱」で病気にならない 12
現代人は食べすぎである 14
現代人は体温が低下している 20
体のサインに気づけば初期症状で治せる 26
瘀血は「未病で治す」サイン 28
① 血液中の老廃物を捨てる「発疹」 30
② バイ菌の力を借りて老廃物を燃焼する「炎症」 31
③ 血中の余剰物をためる「動脈硬化、血栓、出血、結石」 33
④ 最終的な血液の浄化装置「腫瘍（ガン）」 35

第2章 医者いらず検査いらずの【病気別】治し方

狭心症、心筋梗塞 40／高血圧 43／脳卒中 46／動脈硬化 49／

心不全、むくみ 51／肝炎、脂肪肝 54／胆石、胆のう炎 57／痛風 60／

糖尿病 63／腎臓病、尿路結石 66／膀胱炎、腎盂腎炎 69／骨粗鬆症 72／

乳ガン、卵巣ガン、子宮体ガン、子宮筋腫、卵巣のう腫 75／

うつ、自律神経失調症、不眠症など精神の不調 80／

アルツハイマー病（認知症）、パーキンソン病 83／胃炎、胃・十二指腸潰瘍 86／

ガン 89

第3章 医者いらず検査いらずの【症状別】治し方

風邪、せき、気管支炎、インフルエンザ 98／貧血 101／

アレルギー性疾患 103／疲労、倦怠、夏バテ 106／頻脈、不整脈、動悸 110／

低血圧、めまい、耳鳴り、緑内障 113／腹痛、下痢 116／

生理不順、生理痛、更年期障害 /甲状腺の病気 121/便秘 123/頭痛、神経痛、筋肉痛、肩こり、リウマチなどの痛み 126/発熱 128/肥満 130/精力減退、前立腺の病気、夜間頻尿 133

第4章 健康診断は「見る」のではなく「読む」

健康診断は必要条件だが十分条件ではない
健康診断結果はこう読むA氏（45歳・会社員） 138
貧血でタンパク質が少ないのに血中脂質が多いBさん（38歳・主婦） 142
糖尿病による腎不全、貧血の可能性があるC氏（65歳・会社社長） 145
栄養状態が一見良好だがガンの恐れがあるD氏（48歳・会社員） 149
RA（±）と白血球減少で「陰性体質」のEさん（35歳・主婦） 153
お酒を飲まない人の「脂肪肝」F氏（44歳・会社員） 155
西洋医学との上手な付き合い方 158
162

第5章 知っておきたい血液検査の読み方

これだけは知っておくべき検査知識

血液検査による診断とは 166

水分 168
タンパク質 168
脂肪 170
糖 171
グリコヘモグロビン 172
酵素 173
ホルモン 178
老廃物 178
非常在タンパク 184
有形成分(血球) 186
血沈 190

1 病気は「未病」で治す

動物は「食べないこと」と「発熱」で病気にならない

我々の社会が、病気と病人で溢れているのはご存じのとおりである。毎年増加する医師数、日進月歩といわれる医療の技術をもってしても、病気は一向に減る気配がない。今、日本では、年間32兆円もの医療費が費やされている。3000年前の縄文時代から毎日100万円ずつ使って、3000年後の今日使い終わるとやっと1兆円というのだから、32兆円とは、まさに気の遠くなる膨大な金額である。

一方、野生の動物の世界には、病気はほとんど存在しない。野山をハイキングしていて、心筋梗塞で倒れているイタチや、脳卒中で半身不随のタヌキ、ましてや、寝たきりのキツネなどに出会うことはまずない。彼らは、皆、元気なのである。まれに病気をしたり、ケガをしたりすると、「食べないこと」か「発熱」によって治す。野生の動物の世界には、医師も病院も存在しないのだから、この2つの名医によって、動物は何億年もの間、連綿として生命と健康を保ってきたといえる。

我々人間も動物の一部であるのだから、病気になると、体は「食欲不振」と「発熱」で

治そうとする。しかし、悲しいかな、妙な科学的知識をもち合わせている人間は、「体力をつけるために食べねば」とか、「体力を落とさないためには解熱せねば」などという「サル知恵」ならぬ「ヒト知恵」のために、しばしば逆療法に走り、病気の治癒を妨げたり、長引かせたりしている。こっけいな話である。

ただ、野生の動物には病気は存在しないが、人間がペットとして飼っているイヌ、ネコなどには、糖尿病、ガン、骨粗鬆症など、人間と同じような病気が存在し、獣医さんたちによって手術や注射薬の投与など、人間と同じような治療が施されている。

ペットたちが病気になる理由は人間と同じように、それほど動いていないのに、時間がくると空腹感のあるなしにかかわらず、必ず食事を与えられるからである。

ペットのイヌやネコが、体調が悪いと何も食べずにじっとして動かない光景をよく目にするが、我々人間も病気をすると食欲がなくなり、発熱することが多いことを考えると、「食べすぎ」と「冷え」によって病気を起こしているといってよいだろう。

現代人は食べすぎである

人類300万年の歴史は、飢餓の歴史でもあった。氷河期、洪水、ひでり、山火事、地震などによる食糧不足で、299万9900年くらいは飢餓の中に生きてきたといってよい。よって、人体は、飢餓に対してはどう対処すべきかを熟知している。

人間を構成する60兆個の細胞は、ほとんど糖を食料として生きているため、低血糖発作（イライラ、震え、失神、動悸……）は存在するが、「低タンパク発作」や「低脂肪発作」は存在しない。

それに、空腹で血糖が低下すると（低血糖）、血液の中には、アドレナリン、コルチゾール、サイロキシン、グルカゴンなど、10近くのホルモンが分泌され、血糖を上げようとするメカニズムが働くが、食べすぎて血糖が上がっても（高血糖＝糖尿病）、それを下げるホルモンはインスリンひとつしかない。

これらの事実からしても、人間は飢餓（空腹）にはいかようにも対処できるが、満腹のときはどう対処してよいのかわからず、高血糖→糖尿病、高脂血症→脂肪肝、動脈硬化、

血栓症（脳梗塞、心筋梗塞）、高尿酸血症→痛風、高塩分血症→高血圧……等々、「高」のつく（つまり、ある物質の過剰による）生活習慣病に傷めつけられているといってよい。

さらに「食べすぎ」は、免疫力にも関係してくる。

血液の中を動き回っている白血球は、ひとつひとつが生命をもった単細胞生物である。

我々が満腹になると、血液中の栄養状態がよくなり、それを食べた白血球も満腹になり、外からバイ菌やアレルゲン（花粉、ハウスダスト、食物アレルゲンなど）が入ってきても、あるいは体内でガン細胞が発生しても、それらを食べようとしない。ちょうど、草食動物を捕らえて腹一杯になったライオンが、目の前を他の草食動物が通り過ぎても見向きもしないようなものである。

逆に、我々が空腹になると、血液中の栄養状態が悪くなり、そこを動き回っている白血球も空腹になり、バイ菌、アレルゲン、ガン細胞など、ありとあらゆる有害物をむさぼり食うようになる。

つまり、我々は病気になると、食欲をなくして白血球を空腹にさせ、有害物を貪食（どんしょく）する能力（＝免疫力）を高めようとするのである。これが、自然治癒力である。

この論でいけば、満腹のときは白血球の働きが十分でなく、逆に空腹のときは白血球がよく働き（免疫力の増大）、病気の治癒力が高まる、ということになる。

つまり、病気を防ぎ、病気を治す力を高めるためには、いかに空腹の時間を長く保つか、ということが大切になる。よって、健康のための食習慣の原則は、「食べたくないときは食べない」ことといえる。

食べたい（食欲がある）ときも、高血糖、高脂血症、高尿酸血症、高塩分血症、高体重など、「高」のつく生活習慣病で悩んでいる人たちは、やはり食べないことだ。「空腹」とは、胃腸が空になることで起こるのではなく、脳の空腹中枢・満腹中枢が血液中の糖分（血糖）が少ないときに「空腹」を、多いときに「満腹」を感じるものである。よって、生活習慣病をもつ人は、空腹のときはチョコレート、黒砂糖、ハチミツなどの甘味を口にするとよい。すると、1分後に血糖が上昇して空腹感がなくなり、「食べすぎ」をしなくてすむ。

そもそも、平均的日本人の1日の労働量や筋肉運動の量をみれば、1日3回の食事は多すぎる。だから、これほど肥満や「高」のつく生活習慣病が蔓延しているのだ。

1食抜いて1日2食にすると、体調は抜群によくなる。1食は、各人の生活習慣により、どれを抜いてもよいが、我々の生活習慣からすると「朝食」を抜くのが一番、生理に適っている。

昔のように、日の入りとともに就寝し、日の出とともに起床して、「朝飯前の一仕事(肉体労働)」をしてからの朝食は意味があったろう。しかし、現代文明人のかなりの人たちが、夜8時、9時、10時まで飲食し、深夜に就寝して5〜6時間の睡眠しかとらず、起床時には、胃腸はまだ十分に覚醒しておらず、前夜の飲食物の一部が残っている状態にある。これでは、食欲があるはずがない。体が「食べたくない」というサインを出しているときに、食べる必要は毛頭ない。

食べたい人でも「高」のつく生活習慣病にかかっている人は、紅茶にハチミツ(黒砂糖)か、人参・リンゴジュースなどですませるとよい。血糖が保たれると、空腹感もないし、午前中の仕事も十分こなせる。

昼は、サラリーマンをはじめとして、時間がない人が多いので、そばや具沢山のうどんやパスタ、ピザでよい。とくに、そばは、8種類の必須アミノ酸から成るタンパク質、動

脈硬化予防の植物性脂肪、炭水化物（糖分）、ほとんどのビタミン、ミネラル類を含む完全栄養食品である。これに、体を温め、気力をつけるネギと七味唐辛子をかけると、さらによい。

朝・昼をこうしてすませると、夕食はアルコールも含めて、何を食べてもよいというのが、私のおすすめする「石原式食事法」である。これを実行した某有名会社の社長さんは、「6ヶ月で25kgの体重減少、22cmのウエストの減少、コレステロール、中性脂肪、血圧、血糖もすべて下がり、無呼吸症候群も治った」という劇的な体質改善をされた。

免疫力を上げ、病気を防ぎ、治す力をつける食事法をまとめると以下のとおりである。

朝 生姜紅茶（黒砂糖またはハチミツ入り）1～2杯、または人参・リンゴジュース1～2杯か、生姜紅茶と人参・リンゴジュース1～2杯ずつ

昼 そば、または具沢山のうどん、ピザまたはパスタ

夕 アルコールも含めてなんでも可

＊途中、空腹を感じたら、チョコレート、黒砂糖、黒砂糖入りの生姜紅茶をとる。

〈生姜紅茶の作り方〉熱い紅茶を入れ、そこに、すりおろし生姜(そのままでもしぼっても可)と黒砂糖(またはハチミツ)を自分が一番うまいと感じる量だけ入れてできあがり。1日2〜4杯程度飲む。

〈人参・リンゴジュースの作り方〉人参2本とリンゴ1個を洗い、皮のついたままジューサー(ミキサーではない)にかけ、生ジュース(コップ約2杯半)を作る。この基本の分量にその他の野菜を加えることで、それぞれの病気に応じた生ジュースを作ることができる(2、3章参照)。

人参　2本(約400g)→　240cc
リンゴ　1個(約250g)→　200cc
合計　約440cc(コップ2杯半)

「食べすぎ」の現代人である我々は、日頃から少食を心がけておくことが肝心だ。生活習慣病の予防・改善に、これらの「基本食」を実践することをおすすめする。

現代人は体温が低下している

 日本人の平均体温は、約50年前までは、36・8℃前後であったが、今では、高い人で36・2〜3℃、ほとんどの人が35・0℃代である。平熱より1℃体温が低下すると、免疫力が30％以上低下し、逆に平熱より体温が1℃上昇すると、免疫力が5〜6倍になることを考えれば、これは由々しき問題である。

 また、ガン死者数が約13万人だった30年前に比べ、その後、医療の発達、医師数の倍増を経ても、ガン死者数は相変わらず増えつづけ、現在では32万人を超えているのは、日本人の低体温化と無縁ではあるまい。なぜなら、ガン細胞は、35℃で一番増殖し、39・3℃以上になると死滅するからだ。

 さらに、白血球の働きも体温の低下によって悪くなる。

 免疫力の主役は白血球であり、その基礎となるのは、マクロファージや顆粒球が、病原菌やアレルゲン、ガン細胞を貪食・殺菌・処理する能力である。こうした白血球の力は、発熱時に旺盛になり、体温が低下すると減衰する。暖かいところでは我々の体もよく動き、

反対に寒いところでは手足がかじかみ、動きが悪くなるのと同じ原理である。

江戸時代には、風邪の患者にはもちろん、発疹で来院しても、下痢の患者にも、うつ病にも、とにかくどんな病気にも葛根湯を処方して、治療する「葛根湯医者」がいた。葛根湯だけでほとんどの病気を治すものだから、結構流行っていたといわれている。

葛根湯は、体を温める生薬から成り、服用後20分もすると発汗してくる。一般的にいって、体温が1℃上昇する頃から発汗し、白血球の働きが旺盛になり、免疫力が5〜6倍に上昇する。葛根湯がさまざまな病気に効くのは、「体を温める」作用が強力だからである。

低体温化している現代人が「体を温める」ためには、以下の点を心がければよい。

① 筋肉は人間の体重の約45％（女性は約36％）を占め、体温の40％以上を産生する。その筋肉の70％以上は下半身に存在するので、ウォーキング、スクワット、もも上げをはじめとする下半身の運動を毎日、継続的にやること。

1 ウォーキング……万歩計を用意し、1日1万歩を目指して歩く

2 スクワット……最初は10回を1単位（1セット）にして3セット（30回）くらいか

ら始め、森光子さんのように、1日150回以上になるようにする

3　もも上げ……同じく、10回×3セットくらいから始める

＊その他、ハイキング、テニス、水泳などスポーツの習慣がある人は、終生つづける。

②最近では、若者を中心にシャワーで入浴をすませる人が増えているが、これも、日本人の低体温化の一因である。湯舟に入浴して発汗するときには、体温が1℃上昇し、免疫力が上がるので、毎日の入浴の健康効果はあなどれない。ふつうの入浴の他にも、塩風呂（1つかみの自然塩を湯舟に入れる）、生姜風呂（1かけの生姜をすりおろして布袋に入れ、湯舟につける）、ニンニク風呂（ニンニク1房をすりおろして布袋につける）、半身浴、サウナ浴などさらに体を温める入浴法を活用するとよい。

③「腹」は、漢方では「お中（なか）」といい、体の中心である。また、腸の中には、人間の全免疫細胞（マクロファージやTリンパ球など）の70％が存在するとされている。そのうえ、腹の中には、胃腸、肝臓、すい臓、胆のう、腎臓、子宮、卵巣など重要臓器が収ってい

体を冷やす食物・温める食物

冷やす食物	水	酢、牛乳、ビール、コーラ、ジュース、コーヒー
	南方産	バナナ、パイナップル、ミカン、レモン、メロン、トマト、キュウリ、スイカ、カレー、コーヒー
	色のうすい（青白い）	生野菜（レタス、モヤシなど）牛乳、白砂糖、化学調味料・化学薬品
	柔らかい（油や水が多い）	パン、バター、マヨネーズ、クリーム
温める食物	根菜（固い）	ゴボウ、人参、レンコン、ネギ、玉ネギ、ヤマイモ
	北方産	そば、塩ジャケ、タラ、リンゴ、サクランボ、ブドウ
	色の濃い（赤黒い）	うどんよりそば、白ワインより赤ワイン、緑茶より紅茶、白砂糖より黒砂糖、洋菓子より和菓子
	塩分が多い	塩、みそ、醬油、メンタイコ、チリメンジャコ、佃煮、つけもの
	動物性（牛乳以外）	赤身の肉、卵、チーズ、魚、魚介

る。お腹に「腹巻き」をすることで温め、血流をよくすると、健康効果は甚大なものになる。

④ 西洋医学・栄養学では、「食物を燃焼し、水温を1℃上げるときのカロリーが1キロカロリー」であるから、「食べると体が温まる、または冷える食物が存在する」という概念は存在しない。しかし、スイカ、キュウリ、トマト、酢のものは食べると体を冷やすので、夏に好んで食べられるし、肉、卵、塩ジャケ、スキ焼（肉、醬油、ネギなど）は体を温めるから、冬の料理に欠かせないわけだ。体を温める、冷やす食品の概略を示すと、前頁の表1のようになる。

ここ半世紀、我々日本人は、体を冷やす食品をとりすぎたことが低体温化の一因になったと思われる。そのうえ、日本人の死因の2位（心筋梗塞）と3位（脳梗塞）を占める血栓症を防ぐため、血液をサラサラにしなければならない、という大義名分のもとに、余分な水分をとりすぎたこと、さらに、高血圧の原因になるとして、極端に塩分（＝体を温め

る食物）の制限をしたことが、低体温化に拍車をかけたと考えられる。

よって、①〜④の「体を温める」実践をすれば、病気を防ぎ、また病気になってもそれを治す原動力を得ることができる。

以上述べてきたような、「食べすぎ」「低体温化」を防ぐ生活習慣を、日頃からぜひ心がけて病気を予防していただきたい。万一、体調を崩しても、「病気を早期に発見するサイン」にいち早く気づき、早めに対処すれば、寝込んだり入院したりするという大病に陥ることなく、健康に過ごすことができる。

サインは後述する瘀血の症状として、さまざまな形で体に表れる。それを放置すると、気管支炎、肺炎、胆のう炎などの炎症疾患、ガン、肉腫などの腫瘍、アレルギー、リウマチなどの免疫異常の病気、心筋梗塞や脳卒中などの循環器疾患などに発展し、ある程度まで病状が進むと、必ず出現するサインが「食欲不振」と「発熱」である。

本格的な病気になる前に人間の体が出す「瘀血」のサインは、自覚症状や、他の人からもわかる他覚症状として、多様な形で出現する。

体のサインに気づけば初期症状で治せる

日常生活でも「お顔の色がよくてお元気そうですね」とか、反対に「お顔の色が少し悪いようですが、お具合が悪いのではないですか」……などという挨拶を交わすことはよくある。

人間を構成する60兆個の細胞は、血液が運んでくる種々の栄養素、水分、酸素、ホルモン、免疫物質などで養われている。その大事な血液が体表の血管を流れているので、血管を見れば血液の汚れ具合が推測できるし、血管が拡張したり、破れて出血しているのがわかれば、その血管の状態を知ることができる。

とくに顔面は、興奮したり恥ずかしかったりすると紅潮したり、逆に極度の緊張で顔色が青ざめたりすることを考えてみても、大量の血液が流れていることがわかる。そのため、顔面には血液の状態を反映する多くのサインが表れる。また皮膚よりさらに薄く、血液の状態をよく反映する口腔内の粘膜や眼瞼(がんけん)結膜、舌なども健康状態を雄弁に語っている。

また、頭部には脳の12の神経が分布しているので、顔面にある目、眼瞼、口唇(こうしん)、のどち

んこ、まゆ、鼻唇溝などの対象性の異常からは、脳内の病気を察知することができる。「腹」は漢方では「お中」といわれ、全身の情報が隠されている宝庫でもある。臍を中心としたお腹の上下の力の差、臍の上の動悸、右上腹部の異和感、臍の左下の圧痛などにより腎虚（老化）、精神の疲労、肝臓病、婦人臓器（子宮、卵巣）の異常など、西洋医学的には診断がつけられない「未病」を早期に発見することもできる。

こうした「病気の前兆」ともいうべきサインを見逃さず、自分で診断するのが、病気を治す一番の近道である。

サインは、病気になる前の「瘀血」のサインから始まり、次第にそれぞれの病気に特有のサインとなって表れてくる。それぞれの段階の状態を知り、自分の体に当てはめ、診断してほしい。

瘀血は「未病で治す」サイン

漢方では、「瘀血（血液の流れの滞り）」という「病気」になる前の体の状態を表す言葉がある。

血液の成分が解明されていなかった2000年も前に、すでに漢方医学では、「万病一元、血液の汚れから（生ずる）」という思想があり、「瘀血が万病の原因」と考えられていた。

食べすぎや運動不足などにより、血液中に老廃物やコレステロール、中性脂肪などの余剰物が多くなると、血液は汚れ（汚血）、血液の流れは悪くなる（瘀血）。逆に、血液中の老廃物や余剰物が少ない健常な血液でも、運動不足や冷えなどにより、血液の流れが悪くなる（瘀血）と、清流がせき止められドブ川になるように、血液が汚れてくる（汚血）。つまり、瘀血＝汚血なのである。

血液が汚れ、流れが悪くなると、60兆個の細胞は、十分な栄養が得られないばかりか、汚れた血液により傷害され、種々の病気を発生してくる。すると、体表の血管は拡張して、出血しやすくなる。これは、出血して汚れた血液を捨て、血液を浄化しようとする反応で

瘀血はここでわかる！

① 目の周りのくま
② 顔の毛細血管が拡張して浮き出る（赤ら顔）
③ 鼻血、歯茎の出血、歯茎の色素沈着
④ アザ（皮下出血）が出やすい
⑤ 手掌紅斑（手の平が赤い）
⑥ 痔
⑦ 不正出血、生理過多
⑧ 下肢静脈瘤

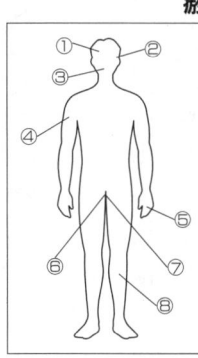

ある。

それが、アザ（皮下出血）、鼻血や歯茎の出血、痔出血、婦人の生理過多や不正出血、静脈瘤、およびそこからの出血となる。また、目の周りの皮膚や歯茎の粘膜は薄く、血液の汚れや滞りが外から見えやすいので、瘀血になると、目の下のクマや歯茎の色素沈着が目立ちやすくなる。

病気を未然に防ぐ根本は、こうした瘀血のサインが表れたときに、食生活の改善や運動、入浴などで体を温め、血液の流れをよくすることである。

この第1サインが表れても気づかず、放っておくと、第2のサイン、つまり、西洋医学で診断される種々の「病気」が生じるのである。

病気は一朝一夕に作られるものではなく、その原因は

体の中にある。病気が起こったとき、体が表している「声」を理解しなければ適切な治療はできない。

以下に、病気を4つに分類し、その病態を起こすに至った理由を解説する。「発疹」「炎症」「動脈硬化、血栓、出血、結石」「腫瘍」の4つの病態を通して、病気が表す「体の声」に耳を傾ければ、「治し方」もおのずと見えてくる。

① 血液中の老廃物を捨てる「発疹」

昔から、発疹を伴うハシカ、梅毒、発疹チフスなどの病気は、発疹がひどい人ほど軽くすむ、ということが経験的に知られている。

漢方的にも、自然医学的にも、それは正しい。なぜなら、発疹は、血液の汚れが皮膚を通して排出され、血液を浄化して病気を予防したり、治したりする反応だからである。これは、皮膚病に対してよく処方される漢方薬に、十味敗毒湯がある。これは、荊芥、防風、独活、桔梗などで作られており、発汗、利尿を促して血液中の毒（老廃物、有害物）を解毒し、皮膚病を治す薬である。

また、風邪薬として一般的な葛根湯が、発疹に対しても劇的に奏効することが多々ある。葛根湯は、葛の根、麻黄、生姜、なつめ、桂枝などが含まれ、体を温め、血液中の老廃物を汗とともに捨てる作用があるためである。

一方、西洋医学では、発疹そのものを病気とみなし、ステロイドホルモン剤や抗ヒスタミン剤の塗布や内服によって、発疹という反応（＝血液の汚れの浄化反応）を止めるような治療をすることが多いため、一度よくなったように見えても再発をくり返すことが少なくない。

激しいかゆみや、外出できないほどの発赤や皮膚の腫れなどに対しては、一時的には化学薬品で対処することも必要であろうが、発疹は、血液の汚れの浄化反応、つまり、大便や小便の排泄反応と同じなのであるから、食べすぎ、飲みすぎを控え、入浴、ウォーキング、スポーツなどで、発汗、利尿を促して、血液を浄化することこそが根本療法である。

②バイ菌の力を借りて老廃物を燃焼する「炎症」

肺炎、気管支炎、胆のう炎、膀胱炎など、「炎」とつく病気は「炎症」と総称される。英

語でもinflammation（炎症）のflameは「炎」という意味なのだから、体内で老廃物・有害物が燃焼している状態と考えてよい。

ふつう、血液中（体内）の老廃物や有害物は、白血球（マクロファージや好中球）が貪食・処理している。「炎症」は、そうした貪食球の手に負えないほどの老廃物が血液中に登場した場合に、バイ菌が体内に侵入して、それを処理している反応と考えてよい。西洋医学的にいうと、バイ菌は炎症を起こす元凶であるので、抗生物質で殺菌することが最優先される。

しかし、バイ菌は、小川の清流やコバルトブルーの海の中にはほとんど存在せず、ゴミ溜め、ドブ川、糞溜め、動物の死骸などにウヨウヨしていることを考えると、地球上の不要物、有害物、老廃物を燃焼・処理して土に戻すための使命を負って存在しているものと考えたほうが、より自然である。

よって、体内にバイ菌が侵入して、皮膚炎、腸炎、胆のう炎などを起こすということは、血液内が汚れているということを示している。

漢方医学では、気管支炎、扁桃腺炎、皮膚炎などの炎症疾患に対しては、体を温め、発

汗を促して、血液内の老廃物を捨てる葛根湯を処方する。すると、そうした炎症は自然によくなってくる。血液中の老廃物を汗とともに排泄して血液が浄化されると、バイ菌が体内・血液内に入ってくる理由がなくなるからである。

日本の民間療法の卵酒（日本酒の熱燗1合に卵の黄身1個分を入れる）や生姜湯、ヨーロッパの民間療法のレモンウイスキー（ウイスキーの湯割り1杯に、レモン半個〜1個をしぼって入れる）赤ワインの熱燗なども、同様に体を温め、発汗を促して、老廃物を捨てるために、風邪、気管支炎などの炎症疾患に奏効するのである。

血液が汚れると、①の「発疹」反応で老廃物を捨てるというのが、血液浄化のための第一の反応であるが、発疹を出す力のない虚弱者や老人、または発疹を薬で無理に抑えつづけた人は、血液を浄化するためにバイ菌の力を借りて、「炎症」を起こすと考えられる。

③ **血中の余剰物をためる「動脈硬化、血栓、出血、結石」**

発疹や炎症で血液中の老廃物を処理するという反応を起こせない老人や虚弱者、または薬でそうした反応を抑えつづけている人の血液内では、血管の内壁に老廃物やコレステ

ール、中性脂肪などの余剰物を沈着させて、血液の中を浄化しようとする。それが、動脈硬化である。動脈硬化が起こってくると血管の内腔が細くなり、血液の流れが悪くなるので、心臓は力を入れて血液を押し出そうとし、高血圧になる。つまり、高血圧は「血管が狭くなっていますよ。血液の流れが悪くなっていますよ」と体が示しているサインと考えてよい。

高血圧に対して西洋医学では、血管拡張剤や、心臓の力を抑えるβ—ブロッカー製剤などで血圧を下げようとする。しかし、同じ食生活や生活習慣をつづけていれば、また血液は汚れてくる。血液をサラサラにするためには、血管の内壁に老廃物や脂肪をためこまなければならないが、血管が細くなりすぎるため、それにも限度がある。よって、一カ所に血液の汚れや脂肪を固めたり（血栓）、血管外に排出させて（血管の壁からの出血）、血液の流れをいつもどおりに保つようなメカニズムが働く。

西洋医学では、血栓に対しては出血を促すような薬を、出血に対しては血栓を作るような薬を処方するが、漢方では、血栓にも出血にも同じ薬を処方する。黄連解毒湯、桂枝茯苓丸、当帰芍薬散などの、血液の汚れを追い出す（駆出する）駆瘀血剤を処方する。血栓

も出血も、「血液の汚れ」という同じ病態から起きているからだ。

胆石や尿路結石（腎結石、尿管結石、膀胱結石）なども、もとは血液の汚れが原因である。胆汁の中のビリルビンやコレステロールなどの成分が濃すぎると、胆汁の流れをサラサラに保つために、余剰・有害成分や老廃物が析出して石を作るのが、胆石である。

また、尿の中の尿酸、ショウ酸カルシウム、リン酸カルシウム、炭酸カルシウム、尿酸アンモニウム、リン酸マグネシウムなどの余剰・有害成分が析出して石を作るのが、尿路結石である。

胆汁も尿も血液から作られるのだから、「血液の汚れ」こそが、胆石や尿路結石の原因といえる。

④最終的な血液の浄化装置「腫瘍（ガン）」

人体には、血液が汚れると、発疹、炎症、動脈硬化、血栓や出血、結石など、種々の反応をして、血液を浄化し、少しでも体調をよくしよう、長寿を保とうとするメカニズムが働いてくる。

しかし、そうした反応は、西洋医学的には、イコール「病気」と診断され、それを抑えるような「治療」が施される。つまり、「血液の汚れ」はそのまま放置されることになる。

また、少々血液が汚れても、あまりに体力がありすぎるために、発疹や炎症、血栓や出血といった反応を表さず、一見元気そうに生活している人もいる。

その放置された血液の汚れを、最終的に浄化しようとして作られる装置が、ガン腫と考えてよい。

昭和25年に東京医大を出られて血液生理学を専攻、研究された森下敬一博士は、40年も前から「ガンは血液の汚れの浄化装置である」と喝破され、玄米食をはじめ、種々の血液浄化食でガン患者を救ってこられた。

最近になってやっと、「ガンは生命を守ろうとする体の反応である」という見解をもった西洋医学者も現れてきたが、東洋医学的にみれば、ガンは正にそのとおりの反応といえる。

死んだ人には、絶対にガンはできないのであるから、ガンは生体反応であり、血液を浄化して延命するための反応であると考えたほうが自然だ。

我々の体は冷えると熱を出す、のどに物をひっかけると咳をする、腐ったものを食べる

と吐く（下痢する）……というように、常に生命を守るために種々の反応をしているのである。ガンだけを有害なものとするのは、そもそも腑に落ちない話だ。

西洋医学でも、以前よりガン腫からはガン毒素が排泄されていると指摘されているが、これこそ、血液の汚れをガン腫に集めて、排泄している姿と考えてよい。

このように、人間の体は、「発疹」で血液中の老廃物を捨て、「炎症」でバイ菌の力を借りて老廃物を燃焼し、「動脈硬化、血栓、出血、結石」で血中の余剰物を一ヵ所に固め、「ガン」で血液の最終的な浄化をしながら、なんとか体の状態を健康に保とうとしている。それぞれの病気に適切な治療をするためには、まず体が表すこうした声に聞き入らなければならない。

これを念頭に置き、病気の表れを自分で見つけることこそ、病気治療の第一歩である。2、3章ではそれぞれの病気のサインと治し方を詳しく見ていくが、ぜひとも我々人間が本来もつ生きる術（本能の声）をキャッチし、健康の助けとしていただきたいものである。

2 医者いらず検査いらずの【病気別】治し方

狭心症、心筋梗塞

狭心症は、心臓の筋肉に栄養や酸素を送る冠（状）動脈が、動脈硬化やストレスなどによって狭くなり、一時的に血行が悪くなるため、胸の中央の胸骨あたりに痛みが生じる病気である。

痛みは、胸骨を上中下の3つに分けると、上3分の1と中3分の1に起きることが多い。「しめつけるような」「押さえつけられるような」痛みに襲われ、窒息感を伴うこともあるが、安静にすると数分で消失することが多い。

心筋梗塞は、冠（状）動脈に血栓が生じ、そこより先の心筋が壊死を起こす状態で、いわゆる急性心不全に陥り、最初の発作で約3分の1の人が絶命する。その発作は安静時や睡眠中など、血流が悪くなったときに起こりやすく、「引き裂くような」「燃えるような」激痛が胸骨あたりに走り、患者は死にそうな恐怖感に襲われ、胸のあたりをかきむしるような動作をすることがよくある。痛みは、左肩や左上肢におよぶこともある。

耳と心臓は形も似ており、発生学的にも近い存在とされているが、シカゴ大学医学部の

ウィリアム・J・エリオット助教授の「耳たぶと心臓病」に関する研究は面白い。54歳から72歳までの108人を8年間調査したところ、「耳たぶにシワのある人」が心臓発作などの心臓疾患で死亡した件数は「シワのない人」の3倍にもなることがわかった。

耳たぶには動脈の毛細血管が多く存在し、また、脂肪もたくさんある。体内の動脈硬化が進んでくると、併行して、耳たぶの動脈も硬化して、耳たぶ内の血流が減少する。すると耳たぶ内の脂肪も栄養不足により萎縮するので、シワとなるのである。

35歳くらいから表れてくるとされる耳たぶのシワであるが、シワが目立つ人は、動脈硬化、狭心症、心筋梗塞の予兆と考え、発作が起こる前に予防策を講じる必要がある。

〈予防・治療法〉 ＊以下、1つでも2つでも実行できるものを励行すること。

① 「1日1万2500歩以上歩く人には、狭心症・心筋梗塞は起きない」という研究がある。歩くと、動脈硬化予防のHDLコレステロールや血栓溶解酵素の産生を増やして、狭心症・心筋梗塞を防ぐ。

② 肉、卵、牛乳、バター、マヨネーズなど、動脈硬化や血栓を促進する高脂肪食品は控え、EPAやタウリンなど、抗脂血・抗血栓作用のある成分を含む魚や魚介類（エビ、カニ、

狭心症、心筋梗塞はここでわかる！

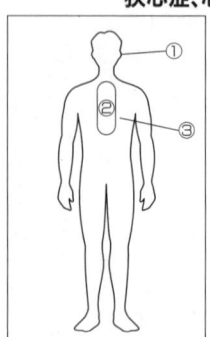

① 耳たぶのシワ
② 胸骨の「上3分の1」「中3分の1」の痛み
③ 左前胸部や左乳首の痛みは「心臓神経症」なので心配いらない

この検査値が該当する

- 血圧上昇（狭心症）、血圧低下（心筋梗塞）
  CPK上昇（心筋梗塞）、BNP上昇（狭心症・心筋梗塞）、GOTの上昇（ただし、GOT＞GPT）＝心筋梗塞
- 血沈亢進、CRP値上昇（心筋梗塞のみ）

イカ、タコ、貝、カキなど）をしっかり食べる。

③ 日本酒なら2合、ビールなら大びん2本、ウイスキーならダブルで3杯、ワインならグラス2杯、焼酎の湯割りなら2～3杯等々の適酒をすると、HDLコレステロールが増加する他、血栓を溶かすウロキナーゼの産生を促す。

④ ニラ、ニンニク、玉ネギ、ラッキョウなどのアリウム属の野菜は、血管を拡張し血流をよくするので、積極的にとる。

⑤ セロリには、血栓を溶かすピラジンが含まれているので、人参・リンゴジュース（19ページ）を作るときは、セロリも50～100g加える。

高血圧

高血圧とは、上（収縮期）の血圧が140mmHg、下（拡張期）の血圧が90mmHg以上をいう。眼瞼の充血、赤ら顔などが特徴として挙げられるが、その原因は以下のとおりである。

① 塩分のとりすぎ……塩分の摂取過剰により、血液中の塩分も増加する。塩は吸湿性があり、水分を引きよせるので、血液中の水分が多くなり、その結果、血液量も増加するため、血液を押し出す心臓の力（血圧）が増大する。

② 動脈硬化……脂肪、コレステロール、尿酸などの余剰物、老廃物が動脈の内壁に沈着して動脈硬化を作り、動脈が狭くなると、心臓はいつもどおりの血液を送り出すために、より強い力を加えるので血圧が上昇する。

③ 下半身の筋力、筋肉の減少……若いときは脚、腰、尻の筋力が発達し、筋肉細胞の周りの毛細血管も増生して、下半身に血液が多量にプールされ、「頭寒足熱」の健康状態を保っている。しかし年齢とともに、尻や太腿の筋肉が削げ落ち、毛細血管の数が減少していくと、下半身の血液が上半身に集ってくる。その結果、上腕で計る血圧は上昇する。

高血圧はここでわかる！

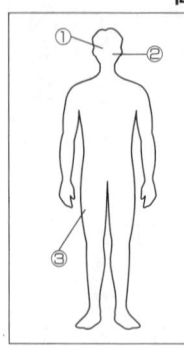

① 眼瞼の充血（のことが多い）
② 赤ら顔（のことが多い）
③ 尻、太腿の筋肉が削げ、下半身がさびしくなる

この検査値が該当する

- 血圧　上：140mmHg以上
　　　　下：90mmHg以上

④水分のとりすぎ……水分をとりすぎると血液中の水分が多くなり、循環血液量が多くなって、①と同じ理由で血圧が上昇する。最近、明け方の3時～6時に血圧が上昇し始め、午前中血圧が高く、午後に下がっていくという「早朝高血圧」の人が増えている。ふつう血圧は午前中低くて、日中活動するとともに上昇するというのが、これまでの常識だった。

早朝高血圧の原因は冷え（体温・気温とも午前3～5時が最低）や水分のとりすぎが原因である。雨にぬれると体が冷えるように、水分は体を冷やすからだ。

〈予防・治療法〉　＊以下、1つでも2つでも実行できるものを励行すること。

①肉、卵、牛乳、バター、マヨネーズなど動脈硬化を促す食品は控え、血圧を低下させるEPA（油）を含む

魚やタウリン（アミノ酸）を含むエビ、カニ、イカ、貝などの魚介類をしっかり食べる。

② 次の生ジュース（19ページ参照）を1日2〜3回に分けて飲む（ただし、朝食抜きの場合は朝食代わりにして、1日1回の飲用も可）。キュウリには、カリウムやイソクエルシトリンなど強力な利尿作用をもつ成分が含まれ、余分な水分と塩分を排出する。

人参　　2本（約400g）→　240cc
りんご　1個（約250g）→　200cc
キュウリ　1本（約100g）→　80cc

合計520cc（コップ3杯弱）

③ 海藻、豆、コンニャクなど食物繊維の多い食物を存分にとり、腸内のコレステロール、脂肪を大便で捨て、血中の脂肪を下げる。

④ アルコールは、動脈硬化予防のHDLコレステロールを増やすので、日本酒なら2合、ビールなら2本、焼酎なら湯割り2〜3杯、ウイスキーならダブルで2〜3杯などの適酒を心がける。

⑤ ウォーキングやスクワット運動を励行し、下半身の筋肉を鍛えて毛細血管を増やして、上半身の血液を下半身に下ろす。

脳卒中

脳卒中の下地には、高血圧が存在することが多いが、全くの正常血圧の人に発症することも多々ある。脳には、血液・脳関門（BBB＝Blood Brain Barrier）という関所があり、有害な物質は通さないようになっている。

脳腫瘍のときに抗ガン剤を、また、脳炎のときに抗生物質を注射しても、なかなか脳に到達せず効果が薄いのは、その所為である。

その大切な脳で脳卒中が起こるのは、なぜだろうか。

脳出血や脳梗塞のことを脳溢血ということがある。文字どおり、「脳に血が溢れる」状態である。高血圧のところで少し触れたが、下半身の筋肉が削げ、毛細血管の数が減少して、そこにプールされていた血液が上半身に移動せざるを得なくなった状態が高血圧で、それが極った状態、つまり、脳に血液が上昇して溢れた状態を脳溢血と考えてよいだろう。脳卒中も「尻欠ける」病なのである。

また、顔面をはじめ、口腔内などの頭部には、全身を統合している脳の12種の神経が分

脳卒中はここでわかる！

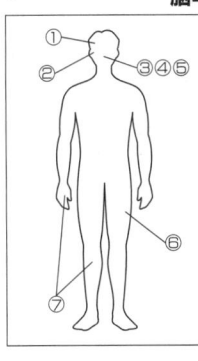

① 額のシワが寄せられない
② 片方の瞼が下がる、瞼が十分に閉じていない、片方の瞳孔の散大（中硬膜動脈出血の疑い）
③ 口角が下がる、口笛を吹くと空気がもれる
④ ろれつが回らない
⑤ のどちんこが偏る、舌を出すと片方へ曲がる
⑥ 尻、太腿の筋肉が削げ、下半身がさびしくなる
⑦ 片方の手足の麻痺

布しているので、顔面にある目、眼瞼、口唇、のどちんこなどの対象性の異常でも、脳内の病気を早めに察知することができる。

〈予防・治療法〉 ＊以下、1つでも2つでも実行できるものを励行すること。

① 日頃からウォーキング、スクワットなどで下半身の筋肉と毛細血管を増やす。

② 全身浴の後の半身浴や、足浴を励行し、下半身の血流をよくする。

③ 血栓を防ぐEPAを含む魚類、タウリンを含む魚介類やナットウキナーゼを含む納豆をしっかり食べる。

④ 適酒は、血栓を溶かすウロキナーゼの産生を促すので、飲める人は適酒を心がける（日本酒なら2合、ウイスキーならダブル3杯、ビールなら大びん2本、ワイン

ならグラス2〜3杯、焼酎なら湯割り2〜3杯)。

⑤次の生ジュースを1日2〜3回に分けて飲む (ただし、朝食抜きの場合は朝食代わりにして、1日1回での飲用も可)。

セロリは、「固まり」を溶かす有機のナトリウムや血栓を溶かすピラジンを含む。パイナップルに含まれるブロメリンは、血液を固める役目をするフィブリン (タンパク質) を溶かして血栓を防ぐ。

セロリ (またはパイナップル)　100g↓　70cc
リンゴ　1個 (約250g)　↓　200cc
人参　2本 (約400g)　↓　240cc
　　　　　　　　　　　　合計　510cc (コップ3杯弱)

動脈硬化

血管が硬く細くなって、全身に十分な栄養や酸素が運べないと老化が進み、病気も起こってくる。動脈硬化は、これまで述べた狭心症、高血圧などの循環器疾患の下地でもある。体内の動脈硬化が進んでくると、まず耳たぶの動脈硬化がいち早く顕在化し、シワとなる。また、角膜のまわりを環状に取りまく白色の輪は老人輪と呼ばれ、動脈硬化とほぼ並行して起こることがわかっている。

宇宙の物質はすべて「冷えると硬くなる」ことを考えると、動脈硬化の最大の原因は「冷え」とも考えられる。

〈予防・治療法〉 ＊以下、1つでも2つでも実行できるものを励行すること。

① 入浴、サウナ、ウォーキング、スポーツなどにより、体温を上げる。

② 次の生ジュースを1日2〜3回に分けて飲む（ただし、朝食代わりにして1日1回の飲用も可）。セロリには、体内で沈着した物質を溶かす有機のナトリウムが含まれ、パイナップルには、動脈壁にくっついているタンパク質を溶かす作用がある。レモンのビタミ

動脈硬化はここでわかる！

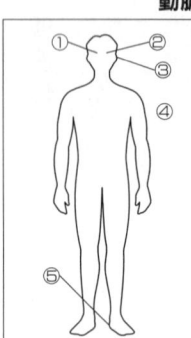

① 眼の周辺に黄色いイボ（コレステロール過多）
② 角膜に白い輪＝老人輪
③ 耳たぶのシワ
④ 立居振舞が硬くなる
⑤ アキレス腱の幅が2cm以上（正常は0.9cm以内）

この検査値が該当する

- コレステロール、中性脂肪の増加
- 動脈硬化指数＝（総コレステロール−HDLコレステロール）／HDLコレステロールが3.0以上は「動脈硬化」ありとする

ンCやPは動脈内壁が傷つき、動脈硬化の発症要因となるのを防ぐ他、動脈壁の柔軟性を保つ。

人参　2本（約400g）　　→　240cc
リンゴ　1個（約250g）　　→　200cc
セロリ（パイナップル、レモン）100g → 70cc

合計　510cc（コップ3杯弱）

③魚や魚介類（エビ、カニ、イカ、タコ、貝など）を存分に食べる。魚油のEPAやDHAは、善玉のHDLを増加し、魚介類のタウリンは血液をサラサラにすることにより、動脈硬化を防ぐ。

④ニラ、ニンニク、ネギ、玉ネギに含まれる硫化アリルは動脈壁にくっついている悪玉コレステロールを貪食するマクロファージの働きを促進するので、動脈硬化の予防・改善に奏功する。

心不全、むくみ

心筋症、狭心症や高血圧性心臓病などで心臓の力が落ちてくると、心臓が全身の細胞へ血液を押し出す力と、全身から血液を引き戻す力が低下する。すると、全身の器官、組織、細胞を流れている血液がうっ滞し、血管壁から水分が漏れてむくんでくる。

そのため、心不全になると「利尿剤」で治療することになる。心不全の症状的なものが「むくみ」であり、水の排泄が悪いため、心不全になると1日500g〜1kgも体重が増えることもある。

この点からしても、西洋医学で血栓予防のために「水分をなるべく多くとるように」と指導していることには疑問を感じる。「水はとり入れると必ず排泄されるもの」という前提での指導がなされているからだ。しかし、水は心臓に負担をかけることを忘れてはならない。水分が十分に排泄されないと、肥満（水太り）、むくみ、肩こりや頭痛、めまい、耳鳴りなどの水毒症状が起こってくる心配も出てくる。

よって、水分をとるときは、水、緑茶、麦茶、コーヒー、清涼飲料水など、体を冷やし、

心不全、むくみはここに表れる！

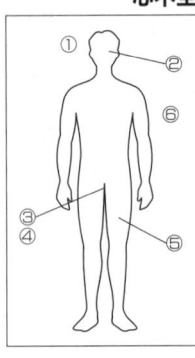

① 体重が数百g〜1kg程度毎日増える
② ひどくなると、息切れ、さらさらしたピンク色の痰（肺水腫）
③ 夜間の排尿回数が増える
④ 尿量が少なくなる
⑤ 下肢のむくみ
⑥ あお向けより起座位が楽

この検査値が該当する

・ BNP値の上昇

排尿を悪くするようなものではなく、緑茶に梅干し、紅茶、生姜紅茶などの体（腎臓）を温めて、排尿をよくするような水分をとるべきだ。腎臓も熱で働いているのだから、冷えると働きが悪くなるのは当然の理である。

〈予防・治療法〉 ＊以下、1つでも2つでも実行できるものを励行すること。

① 小豆に含まれるサポニンは、強力な利尿作用があるので、玄米（または白米）に、小豆を1〜2割入れて赤飯にして食べる。もしくは、ゆで小豆を1日1回食べる。

〈材料〉小豆＝50g、水＝600cc（1人分1回）

〈作り方〉よく洗った小豆を鍋に入れる。水を加えて小豆が柔らかくなるまで約30分煮つめて、できあがり。汁だけ飲んでも、汁と一緒に小豆を食べてもよい。

② スイカ糖を食べる（スイカの果汁を鍋に入れて、とろ火で煮つめ、アメ状にしたものを広口びんに入れて冷凍庫に保存。1日2～3回湯でとかして飲む）。

③ 生姜紅茶（19ページ）を1日2～4杯飲む。生姜のジンゲロン、紅茶のカフェインの相乗作用で強力に利尿が促される。

④ 次の生ジュースを1日2～3回に分けて飲む（ただし、朝食抜きの場合は朝食代わりにして、1日1回での飲用も可）。キュウリは強力な利尿作用、玉ネギには、発汗、利尿、強心作用がある。

キュウリ　1本（100g、または玉ネギ50g）　→　80（35）cc
リンゴ　　1個（約250g）　　　　　　　　　→　200cc
人参　　　2本（約400g）　　　　　　　　　→　240cc
　　　　　　　　　　　　　　合計　520（475）cc（コップ3杯弱）

⑤ 卵醤（らんしょう）を1～2日に1回飲む。強壮作用が強いので、連用は避ける。まず、卵の黄身1個分を茶碗に入れ、黄身と同量の醤油を加えて十分にかき混ぜ、そのまま飲む。

肝炎、脂肪肝

肝炎ウイルスには、A型（急性流行性肝炎）、B型（血清肝炎）、C型（一番多く、大半の肝硬変、肝臓ガンの原因）の他、G型まで7種類のウイルスが見つかっている。他に、アルコール性肝炎や薬物性肝炎などがある。

肝臓は、血液や体内に発生した有害物の解毒器官であるため、過食や肉食過剰により、腸内に猛毒物質が生じると、その解毒に追いやられ、肝臓が傷めつけられ、ウイルスやアルコールや薬剤によって肝炎を発症しやすくなる。同様に、便秘をすると腸内に有毒物が発生し、肝臓を傷める要因になる。

このように、肝炎ウイルスは肝炎を起こす引き金にすぎず、肝炎の本当の原因は過食や肉食過剰、便秘などによる腸内の汚れ（腐敗）ということになる。

肝臓の力の低下は、顔や腕などの褐色の色素沈着（シミ）などとしても表れるが、慢性肝機能障害では、クモ状血管腫（顔や胸部に表れるクモの脚のような赤色の枝）、手掌紅斑（手のひらが赤い）、女性乳房（男性の胸が女性の乳房のように膨らむ状態）、睾丸の萎縮

肝炎、脂肪肝はここに表れる！

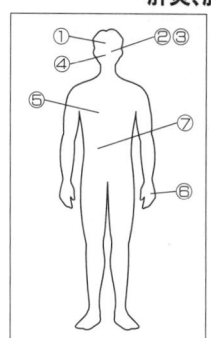

—慢性化した症状— ① 眼がかすむ、黄疸
② 鼻の頭や頬が赤い、クモの脚のような血管腫（クモ状血管腫） ③ 鼻血
④ 口臭がマウスの飼育室内の臭い（末期の肝障害）
⑤ 男性の乳が膨らんでくる（女性乳房）
⑥ 手掌紅斑（手のひらが赤い）
—初期症状— ⑦ 胸脇苦満（なんとなく右の上腹部が重い、ベルトや帯をしたくない）

この検査値が該当する

- GOT、GPT、LDHの増加、コリンエステラーゼの低下（慢性化した場合。ただし、脂肪肝では増加）、血小板数の減少（慢性化した場合）

黄疸などが発生してくる。

なお、正常の肝臓に約3％含まれている脂肪（中性脂肪）が、10％を超えると脂肪肝と診断される。原因は、飲酒過多、糖尿病、薬剤、飢餓などであるが、一番多いのは過栄養性脂肪肝で、放置すると肝炎と同様の症状を呈する。

対策は「肝炎」に準じるが、汗をかくような運動や、減量を心がけることがとくに大切である。

〈予防・治療法〉以下、1つでも2つでも実行できるものを励行すること。

① 過食、とくにアミン、アンモニア、スカトールなどの猛毒を作る恐れのある肉の過食を控える。

② エビ、カニ、イカ、タコ、シジミ、アサリなどの魚介類は、利胆（胆汁の流れをよくする）作用と強肝作用

体を温める"お手当て"の生姜湿布

用意するもの
ひね生姜…150g、水…2ℓ、木綿の袋、厚めのタオル…2枚、ビニール

やり方
① 生姜約150gをおろし金ですりおろす。生姜は新しいものでなくひね生姜がよい。
② おろした生姜を木綿の袋に入れて上部をひもでくくる。木綿のハンカチなどにくるんで輪ゴムで止めてもよい。
③ 水2ℓを入れた鍋に②を入れて、火で熱し沸騰寸前で止める。
④ 鍋の生姜湯が冷めないようにとろ火で温めつづける。
⑤ ④にタオルをひたし、軽くしぼる。
⑥ やや熱めの⑤を患部に当てる。その上にビニールをかぶせ、さらにその上に乾いたタオルを置くと効果的。

を有するタウリンを含むので、積極的に食べる。

③次の生ジュースを1日2〜3回に分けて飲む(ただし、朝食抜きの場合は朝食代わりに1日1回の飲用も可)。人参はイオウ、塩素、リンなど胃腸、肝臓を浄化するミネラルを、キャベツは、強肝・解毒作用に優れたビタミンUを含む。

人参　　2本（約400g）→ 240cc
リンゴ　1個（約250g）→ 200cc
キャベツ　100g　　　→ 70cc
　　　　　合計　510cc（コップ3杯弱）

④右上腹部からみぞ落ちにかけて1日1〜2回生姜湿布(上)をして、肝臓への血行をよくする。

胆石、胆のう炎

胆石とは、肝臓で生産され、十二指腸へ注がれて脂肪を消化する胆汁の成分が沈澱して固くなり、肝臓から十二指腸までの胆道に石を形成する病気である。とくに、胆汁を濃縮する袋（胆のう）にできやすい。

胆のう炎をくり返すとかかりやすくなり、胆のう炎にもなりやすい。

大もとの原因は、胆汁の成分が濃すぎること、および胆汁の流れを清浄に保つために必要な水分、ビタミン類などが不足していることにある。

温かい体内で硬い「石」ができるということは、体、とくに腹部が冷えているという証左でもある。症状としては、右上腹部の激痛、吐気・嘔吐、発熱、黄疸などが特徴である。

発熱を伴っているときは、胆のう炎が併発していることを示す。

正常な状態では、細菌類は、胃・十二指腸に棲みつけないので、胆のう炎を起こす大腸菌などの細菌類は、大腸からはい上ってきたものである。この異常事態は、大腸に腐敗が起き、腐敗菌（悪玉菌）が極端に増殖していることを物語っている。

胆石、胆のう炎はここでわかる！

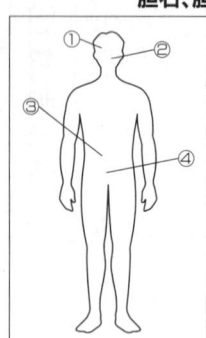

―発作時―
① 激症の場合、黄疸（白眼が黄色い）
② 吐気、嘔吐
③ 右上腹部の激痛
④ 平常は、腹部が冷たい

この検査値が該当する

- ALP、LAP、γ－GTP値の上昇（胆石、胆のう炎の発作時）
- CRP、血沈の上昇（胆のう炎）
- 白血球の増加（胆石、胆のう炎の発作時）

胆汁の成分であるコレステロールやその他の余剰物が細菌の好餌となり、細菌が胆のうで増殖するのを助けるので、「胆石」と「胆のう炎」は併発しやすく、お互いに原因となり結果となるわけだ。

胆汁も、もとは肝臓で血液から合成されるので、血液中のコレステロールをはじめ、余剰物、老廃物を少なくし、血液をきれいにすることが、胆のう炎や胆石の予防や治療にとって重要である。

〈予防・治療法〉 ＊以下、1つでも2つでも実行できるものを励行すること。

① 胆汁の流れをよくして胆石を溶かす作用のあるエビ、カニ、イカ、タコ、貝、カキなどを努めて食べる。とくに、シジミかアサリのみそ汁は毎日飲むこと。

② ヨーロッパには、レモン1個のしぼり汁をコップ1杯

のお湯に注ぎ、1日数回の飲むという民間療法がある。

③次の生ジュースを1日2～3回に分けて飲む（ただし、朝食抜きの場合は朝食代わりに1日1回の飲用も可）。

人参・セロリなどセリ科の植物には、強肝・利胆作用があり、とくに、セロリは「固まり（石）」を溶かす作用もある。

ホウレンソウとリンゴ（ペクチン）は、大腸の大掃除をして腐敗をとり、リンゴ酸は、消炎・解熱作用がある。

人参　　2本（約400ｇ）　　→　　240cc
リンゴ　1個（約250ｇ）　　→　　200cc
セロリまたはホウレンソウ　100ｇ→　70cc
　　　　　　　　　　　合計　510cc（コップ3杯弱）

④胆石に対しては、腹巻きを常時着用したり、1日1～2回生姜湿布（56ページ）を右上腹部に施して胆のうを温め、胆汁の流れをよくして「固まり」を溶かす助けにするとよい。

痛風

発作時に「そよ風があっただけでも痛みがくる」という意味から、痛風の名がある。紀元前500年に、すでに医聖ヒポクラテスによって記載されている病気で、アレキサンダー大王、フランスのルイ14世などもかかった「王侯貴族のぜいたく病」であった。

尿酸は、細胞の核酸の主成分であるプリン体が分解してできる最終産物なので、白血病や多血症など細胞の破壊が亢進する病気で増加する他、肉類、モツ類、ビールに多く含まれているので、それらの多食でも血中に増加してくる。

尿酸は文字どおり、尿に捨てられるべき酸（老廃物）であり、肉食過剰で野菜、果物、水分摂取不足で尿量の少ない人や運動不足で発汗の少ない人などが血液中にため込んで高尿酸血症になり、あちこちの関節に尿酸が沈着、炎症を起こし痛風となる。今や日本では、患者数が50万人にも達する勢いである。一番多いのは、足の親指の付け根の関節で、激痛と発赤、腫れを伴う症状を呈する。足の親指は体温が25℃前後と低いので、尿酸が沈着して固まりやすいのである。

痛風はここでわかる！

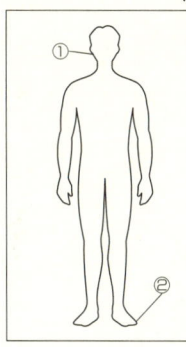

―慢性化した場合―
① 痛風結節（耳たぶの軟骨に沿ってコブができる）
―発作時―
② 足の親指の発赤、激痛、腫れ

この検査値が該当する
- 尿酸値の増加
- ＣＲＰ値の上昇・白血球の増加（発作時）

高尿酸血症がつづくと、皮膚、耳たぶ、種々の関節、心臓、血管、腎臓などにも尿酸が沈着し、皮膚結節、関節破壊、心臓・血管障害、尿路結石などを惹起する。

痛風患者は、尿毒症、脳血管障害（脳卒中）、心筋梗塞で落命することが多く、「たかが痛風」とあなどってはいけない病気である。

飲酒過多になると、アルコールにより、尿からの尿酸の排泄が阻害されて痛風が起きやすくなる。また、激しい運動をすると、体内の種々の細胞が壊れて、尿酸が生成されやすいので、痛風の場合は、激しい運動は避け、ゆっくりしたウォーキングなどがおすすめである。

〈予防・治療法〉 ＊以下、１つでも２つでも実行できるものを励行すること。

① 黒酢や梅酢は、尿酸の排泄を促す作用があるので、酢

のものをしっかり食べる。

②キャベツとワカメのサラダは尿をアルカリ性に傾けて尿酸の排泄を促す。

③次の生ジュースを1日2～3回に分けて飲む（ただし、朝食抜きの場合は朝食代わりに1日1回の飲用も可）。セロリは、関節や血管、腎臓に付着した尿酸の結晶を溶かす有機のナトリウムを多く含んでいる。キュウリに含まれるイソクエルシトリンの強力な利尿作用により、血液中の尿酸が尿中に出ていく。

セロリまたはキュウリ　100g　→　70cc
リンゴ　1個（約250g）　→　200cc
人参　2本（約400g）　→　240cc
　　　　　　　　　　合計　510cc（コップ3杯弱）

④洗面器に43℃以上のお湯（冬場は冷めるので、熱い湯をときどきつぎ足す）と自然塩少々を入れて、両足首より下を20～30分つける足浴を1日1～2回励行する。足指が温まり、尿酸の沈着が防げる他、下半身の血流がよくなるので、腎血流もよくなり排尿量が増える。

糖尿病

すい臓のβ細胞から分泌されるインスリンの不足によって起きる病気で、血液中の糖分が体内の細胞で利用されずに残り(高血糖)、そのために血糖を少しでも薄めようという反応が生じて喉が乾き、水をたくさん飲む。その結果、多尿になり、尿とともに糖を排泄するので糖尿病といわれる。

糖が血液中に過分に存在するのに、肝心の細胞に利用されない(インスリンは血糖を細胞に送り込むポンプのような働きをする)のだから、全身がだるくなる。

また、糖分は、バイ菌の大好物だから、体内でバイ菌が増殖しやすくなり、肺炎、結核、膀胱炎、皮膚炎(かゆみ)にもかかりやすくなる。また、高血糖は、白血球の力、つまり、免疫力を低下させ、ありとあらゆる病気にかかりやすくなる。

高血糖状態がつづくと、目の網膜の血管、腎臓の血管、神経を養っている血管の内壁が侵されて血管がボロボロになり、網膜症→失明、糖尿病性腎症→腎不全→透析、知覚の異常や運動麻痺が起きやすくなる。今、日本の失明している方の約半分が、また透析を受け

糖尿病はここでわかる！

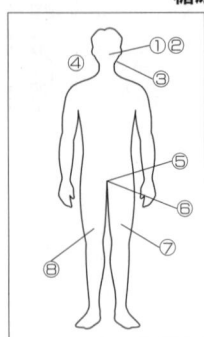

① 口臭が甘い果実臭（重症）
② 口渇、多飲、唇が乾く
③ 耳下腺が腫れる（すい臓と同様の働きをしているための代償性の機能亢進）
④ 風邪や気管支炎を引きやすい（免疫力低下）
⑤ 皮膚がかゆい（とくに陰部）
⑥ 多尿、糖尿、インポテンツ
⑦ 下半身が細く、さびしく、力がなくなる
⑧ 下肢のしびれ

この検査値が該当する

- 空腹時血糖126mg／dl以上
- HbA₁c：6％以上

ている方の約半分が、糖尿病を原因としている。また、糖尿病の人が心筋梗塞の発作を起こしても、独特の激しい胸痛がなく、手遅れになることもある。

糖尿病の患者さんには、上半身は太っているのに下半身が妙に細いという特徴がある。糖尿病の症状は、足のしびれ、むくみ、インポテンツ、腎虚、腎症というように、下半身に病状が集中している腎虚の状態である。下半身の筋肉が少なくなると、筋肉が消費する糖が少なくなり血糖が燃え残り、高血糖になる。よって、下半身の弱りこそが、糖尿病の原因と考えてもよかろう。

〈予防・治療法〉 ＊以下、1つでも2つでも実行できるものを励行すること。

① 海藻、コンニャク、玄米など食物繊維の多いものを存分に食べ、腸から血液への余分な糖分の吸収を妨げる。

② カキをはじめ、エビ、カニ、イカ、タコ、貝などの魚介類や生姜など、インスリンの成分となる亜鉛を多く含む食物を多食する。

③ ニラ、ニンニク、ネギ、玉ネギ、ラッキョウなどアリウム属の野菜には、グルコキニンという血糖降下物質が含まれているので、大いに利用する。

④ 次の生ジュースを飲むか、ジュースとして飲みにくいなら、玉ネギ、ワカメ、大根をスライスしてサラダを作り、醬油味ドレッシングで食べる。

人参　　　2本（約400g）　→　240cc
リンゴ　　半分（約150g）　→　120cc
玉ネギ　　50g　　　　　　　→　 30cc
　　　　　　合計　390cc（コップ2杯強）

⑤ 糖尿病にも効く八味地黄丸の主成分のヤマイモは血糖降下作用があるので、トロロソバ、麦トロなどで常食する。そばには、血糖降下作用の強力なバナジウムも含まれる。

⑥ 筋肉を動かすと筋肉細胞に含まれる酵素（GLUT—4）が血糖の筋肉への取り込みを強力に促進してくれるので、ウォーキング、スクワットをはじめ、筋肉運動を励行する。

腎臓病、尿路結石

漢方でいう「腎」とは、西洋医学でいう腎臓も含めて、副腎、生殖器、泌尿器はもちろん、生命力そのものをいう。腎の衰えを、漢方では「腎虚」といい、老人や、若くても腎臓病、インポテンツ、前立腺の病気、尿路結石の人などに顕著に表れてくる。

腎虚の人にあお向けになってもらい、手で腹部を押すと、臍より上に比べて臍より下が弱い（臍下不仁）。相似の理論でいうと臍から下は「根」に当たるから、腎虚の人はゴボウ、人参、レンコン、ネギ、玉ネギ、ヤマイモなどの根菜類をしっかり食べる必要がある。

腎臓病や尿路結石に効く漢方の八味地黄丸は、8つの生薬のうち5つが「根」の生薬でできている。

尿路（腎臓、尿管、膀胱、尿道）結石も腎虚の人がかかりやすい。腹部から背中にかけての突っ張るような激痛（疝痛）と血尿が尿路結石の主症状である。尿の中に石を作る成分は尿酸、シュウ酸カルシウム、タンパク質など多種多様である。

こうした老廃物が多くなりすぎ、尿の流れがスムーズでなくなると、尿の流れをサラサラにすべく、老廃物が析出・沈殿して結石が作られる。尿は血液から作られるので、大もと

腎臓病、尿路結石はここでわかる！

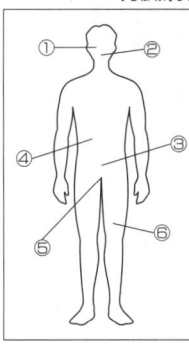

① 目の下の黒ずんだくま（血液の老廃物や毒素などの汚れが、うすい皮膚を通して見えやすい）、瞼のむくみ　② 口臭が尿臭、またはアンモニア臭（尿毒症、透析を受けている人）　③ 下腹部を押さえても抵抗がない　④ 尿路結石の場合、腹部から背中にかけての突っ張るような激痛（疝痛）　⑤ 血尿　⑥ 下半身が上半身に比べて細く、弱い

この検査値が該当する

- 尿素窒素・クレアチニンの増加、貧血＝赤血球減少（慢性化した場合）、血圧の上昇（慢性化した場合）
* 尿路結石のときの特有の血液検査所見はない

　の原因は「血液の汚れ」である。

　その他、尿路の感染症（膀胱炎、腎盂腎炎）がある場合や、長時間臥床して運動不足になり、骨の中のカルシウムが血中に溶出したり、痛風、白血病、多血症のときに尿酸が産生されすぎたりして、尿の中に大量に排泄される場合などでも尿路結石は起きてくる。

　タンパク質の過剰摂取は尿酸、尿素をはじめ種々の老廃物を多く作るし、牛乳もカルシウムを多く含むので、結石もちの人には西洋医学でも、高タンパク食品や牛乳をとりすぎぬように指導している。

〈予防・治療法〉　＊以下、1つでも2つでも実行できるものを励行すること。

① 根菜の中では、ゴボウやヤマイモはとくに腎虚を改善するので、キンピラや麦トロ、トロロソバを積極的に

食べる。

②小豆のサポニンは利尿作用が強力なので、主食は赤飯にし、ゆで小豆（52ページ）を毎日食べる。

③次の生ジュースを1日2〜3回に分けて飲む（ただし、朝食抜きの場合は朝食代わりに1日1回の飲用でも可）。キュウリは、強力な利尿作用があり、腎機能を強くし、結石の予防治療に役立つ。セロリは固まりを溶かす有機のナトリウムを含む。

人参　　　　　2本（約400g）→240cc
リンゴ　　　　1個（約250g）→200cc
キュウリまたはセロリ　100g→70cc
　　　　　　　合計　510cc（コップ3杯弱）

④半身浴をしたり、背中の真中〜下部（腎臓の位置）に生姜湿布（56ページ）を施す。

膀胱炎、腎盂腎炎

尿路感染症は、排尿をがまんする排尿回数の少ない人や、糖尿や血尿のある人に、とくに起こりやすい。細菌類は尿の中の糖やタンパク質などの不要物、余剰物、老廃物を餌として増殖するので、尿の回数が少なく、尿が濃い人に起きやすいのだ。

尿も血液から生成されるので、過食や運動不足を慎み、血液をきれいにすることが第一であるが、局所的には下腹部を冷やさないことが肝要である。女性の場合、臍より下が冷えている人がほとんどで、血行が悪く、白血球の巡回も少なくなるので、侵入した細菌を貪食・殺菌することが十分にできずに、膀胱炎や腎盂腎炎を起こしやすいという一面もある。

膀胱炎や腎盂腎炎になった場合、「水分をたくさんとって尿量を多くし、細菌を洗い流せ」と西洋医学では指導するが、水分は体を冷やし、膀胱や腎臓あたりの血流を悪くすることもあるので、紅茶や生姜紅茶など、体を温め、利尿作用も有する水分をとる必要がある。

症状は、頻尿、排尿時痛、血尿などで発熱を伴うことが多いが、とくに腎盂腎炎の場合、

膀胱炎、腎盂腎炎はここでわかる！

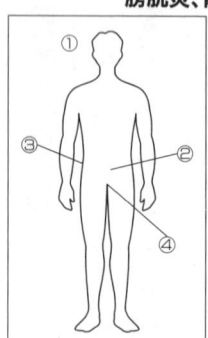

① 発熱
② 日頃、下腹部が冷えている
③ 腰痛（腎盂腎炎）
④ 頻尿、排尿時痛、血尿

この検査値が該当する
- CRPの上昇
- 白血球の増加
- 尿素窒素（クレアチニン値は正常）の上昇

悪寒や震えの後、急に高熱を発し、腰痛や吐気を伴うなど症状がより激烈である。

〈予防・治療法〉 ＊以下、1つでも2つでも実行できるものを励行すること。

①次の生ジュースを1日2〜3回に分けて飲む（朝食代わりなら1日1回の飲用でも可）。キュウリは利尿作用があり、尿路の細菌を洗い流し、パセリは尿路の洗浄作用を有する。

人参　　　2本（約400g）　　　↓　240cc
リンゴ　　1個（約250g）　　　↓　200cc
キュウリまたはパセリ　100（50）g → 70（30）cc

合計　510（470）cc（コップ3杯弱）

②水分をとるときは、体を温め、利尿作用もある生姜紅茶（19ページ）、生姜湯、緑茶に梅干し、ハーブティー

などにする。
〈生姜湯〉
親指大の生姜をすりおろして湯のみにしぼり、適量の黒砂糖を入れて熱湯を加える。

③ 膀胱炎、腎盂腎炎をくり返す人は、生姜風呂、塩風呂（22ページ）などで体を温め、全身浴の後に半身浴をする。

さらに日頃、下半身に腹巻きを着用し、懐炉を当てて温める。

④ フライパンで自然塩を焼いて布袋に入れ、臍から下腹部に置いて温める。

焼塩は冷めにくいが、冷めたら再び、塩は炒ったほうがよい。

骨粗鬆症

骨の中に多数の細かな穴が開き、鬆の入った状態が骨粗鬆症で、日本では1千万人くらいもの人がかかっている。そのほとんどが、65歳以上の年配者で、4人のうち3人は女性である。女性の場合、閉経すると骨を形成するのに必要な女性ホルモン（エストロゲン）の分泌が急激に低下することも大きな要因になる。

最初は症状がないので発見しにくいが、やがて重いものをもったときに背中や腰が痛むようになり、そのうち尻もちをついたり、ボールを投げたくらいで、腰や手の骨を折ったりするようになる。腰の骨がつぶれて（圧迫骨折）、背中や腰が丸くなることもある。

人間の骨量は18歳頃がピークで、年齢とともに少しずつ減少し、20～30％も減ると骨はスカスカになり、骨折しやすくなる。「寝たきり」になる原因として、骨粗鬆症による大腿骨頸部骨折は、「脳卒中」「老衰」についで第3位である。米国では、70歳以上の男性で骨粗鬆症による大腿骨頸部骨折を起こした人の3分の1は1年以内に死亡するというデータもあるほどだ。

骨粗鬆症はここでわかる！

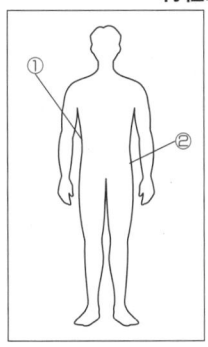

① 重いものをもったとき、背中や腰が痛む
② しりもちくらいで簡単に腰の骨を折る

この検査値が該当する

- ALP値の上昇
  （ALPは肝機能検査のひとつであるが、骨細胞にも含まれている酵素で、GOT、GPT、LAPなど、他の肝機能値は正常なのに、「ALPのみ高値」というときは骨粗鬆症が疑われる）

屈強な宇宙飛行士が、カプセルの中に数日間閉じ込められて運動不足になると、骨の中のカルシウムが血液中に溶出して、骨粗鬆症と同時に、尿路結石ができることが知られている。骨はたえず活発な新陳代謝をしているので、骨を強くするには、体重を大地にかけて筋肉と骨に負荷をかけることが一番である。

また、大腿骨頸部骨折の直接の原因は「転倒」である。歩くスピードは1秒で1mというのが平均であるが、スピードが遅いと転倒が多くなり、逆にスピードが2倍になると転倒の確率が5分の1になるとされる。

よって、日頃「歩く」ことが一番の予防法になる。

〈予防・治療法〉 ＊以下、1つでも2つでも実行できるものを励行すること。

① 「骨は加えられた力に反発する」（ウォルフの法則）こ

とにより強化される。

よって、歩くことの他にも、片足で1分間立つと、両足で約50分歩いたのと同じ負荷量になるとされるので、「片足立ち」を交互に1分間ずつやるとよい（手をテーブルや壁にあてがってもよい）。

②日光浴を冬は1時間、夏は15〜30分行う。紫外線により、皮膚でのビタミンDの形成が促され、カルシウムの吸収がよくなる。

③大豆には、イソフラボンというエストロゲン様物質が含まれているので、女性はとくに、豆腐、納豆、みそ汁などをしっかり食べる。

④小魚、海藻、黒ゴマ、魚介類、黒砂糖など、カルシウムの多い食物をしっかりとる。

⑤人体内に存在する食塩約170g中、半分は骨に含まれていることを考えると、食べたいと思ったときは、塩分の多い食物をしっかりとる。

乳ガン、卵巣ガン、子宮体ガン、子宮筋腫、卵巣のう腫

 乳ガン、卵巣ガン、子宮体ガンは、女性ホルモン過剰により起きる。女性ホルモンの原料はコレステロールなので、1960年以降激増した肉、卵、牛乳、バター、マヨネーズに代表される欧米食が大きく関係している。

 また、ガン細胞は35・0℃で最も増殖し、39・3℃以上では死滅するので、冷えたところにできやすいといえる。卵巣ガンや子宮ガンも、女性特有の臍から下が冷たいということが、一大要因になっていると考えてよい。また、乳房は、胸より突出しているため、胸(胴体)の体温より低いことが、乳ガンの一要因であろう。

 子宮筋腫や卵巣のう腫も、転移をしないというだけで、固まりの病気なのだから、子宮ガンや卵巣ガンと同じ、下腹部の冷え＝血行不順が大きな原因となって発症するといってよい。

〈乳ガンのチェック法〉
① 上半身が映る大きな鏡の前で両腕を下げてリラックスして立ち、乳房を見る。
　1 左右対称か
　2 どちらか片方の乳房の皮膚が引きつれていないか
　3 左右の乳房の大きさ、形や向きが極端に違っていないか
② 同じく、両腕を上げて立ち、乳房を見る。
　どちらかの乳房に「えくぼ」のような、くぼみや引きつれた部分がないか
③ あお向けに寝た姿勢で、同じように乳房をチェックする。
　1 片方の手を下げ、もう一方の手の4本の指を「く」の字に曲げて、乳房の外側から入念に軽く触れたり、もんだりしながら、しこりの有無を交互にチェックする
　2 その後、両側の腋下のリンパ筋を、腕を下ろしたまま、他方の指4本で軽く、押すようにして触れる
＊「しこり」があった場合、乳ガンか乳腺症（炎）である。

〈乳ガンか乳腺症(炎)かの見分け方〉

・良性の場合

① 痛み(圧痛)と熱を伴う「しこり」——乳腺炎
② 痛みはなくても「しこり」が両側に存在——乳腺症
③ 片方の乳房に「しこり」が数個存在——乳腺症(ただし、ガンも否定できない)
④ 「しこり」が周囲と癒着せず、動く——乳腺症

＊こうした場合は、一応、良性の乳腺症(炎)なので心配はないが、一度専門医に診てもらった方が無難だ。

・悪性(ガン)の場合

① 片方の乳房にだけ「しこり」ができていて、痛みがない。
② 「しこり」が周りの組織とくっついており、「しこり」の表面がデコボコしていて、しかも非常に硬い。
③ 「しこり」の付近の皮膚が引っぱられたり、乳頭の方向が違う。
④ 痛みのない「しこり」が外側の上半部に存在する。

乳ガンや子宮筋腫などはここでわかる！

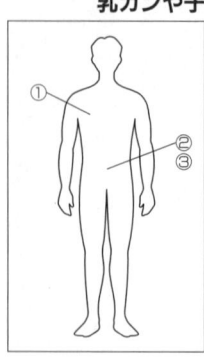

① 乳房が冷たい（乳ガン）
② 下腹部が冷たい（卵巣のう腫、卵巣ガン、子宮筋腫、子宮ガン）
③ 卵巣のう腫で腹が腫大すると前に突出する（肥満で腹が腫大した場合は下方に突出する）

この検査値が該当する

- コレステロール値が高いことが多い

⑤ 腋下のリンパ筋が腫れている。

＊これらの場合、すぐ病院へ行くべきだ。最近は、直径2cm以下の腫瘍なら部分切除をしてくれる病院も増えており、術後、ほとんど乳房の外観が変わらずにすむケースも多い。

〈予防・治療法〉 ＊以下、1つでも2つでも実行できるものを励行すること。

① 肉、卵、牛乳、バター、マヨネーズに代表される高脂肪食は控え、和食中心の食生活にする。

② 大豆のイソフラボンは、女性ホルモン様作用があるとされるが、女性ホルモン過剰で、乳ガン、卵巣ガン、子宮体ガンが発生しやすい状態になると、むしろ、女性ホルモンの作用を阻止し、こうしたガンを防ぐように働くとされている。

よって日頃から、大豆、納豆、豆腐、湯葉、みそ汁などの大豆製品をしっかり食べる。

③乳ガンの予防や再発予防には、日頃から乳房のマッサージや、大胸筋をよく動かす体操やスポーツをするとよい。

④葛根湯は、上半身の血行をよくし、温めるので、乳腺炎、乳腺症の予防や治療、乳ガンの予防に役立つ。

⑤子宮筋腫や卵巣のう腫の予防、術後の再発防止には、下腹部に生姜湿布（56ページ）を施す、腹巻きを常時着用する、半身浴や足浴で下半身を温める、軽い腹筋運動をするなど、お腹、とくに下腹部を温めることが肝要。

⑥下半身の血行をよくして温める当帰芍薬散（体力のない人向き）、桂枝茯苓丸（体力中度の人向き）、桃核承気湯（体力のある人向き）などの漢方薬を服用するのもよい。

うつ、自律神経失調症、不眠症など精神の不調

ニューヨークの私立病院で、1年365日の統計をとったところ、満月の夜には「発狂する人」「夫婦げんか」「殺傷ざた」「交通事故」が多いことがわかったという。月（光）は太陽の反対で、陰の状態である。「陰湿」「陰うつ」「陰々滅々」などの言葉があるように「陰」はうつ、自律神経失調、自殺、不眠などの精神的不調を惹起させる。

うつ病や自殺者はスウェーデン、フィンランド、ハンガリーなどの北欧や、日本では秋田県、新潟県、岩手県、青森県に多いことがわかっている。また、自殺者の90％はうつ病か、うつ状態だといわれている。

季節的には、うつ病は、11月から3月に一番発症しやすいことから、精神的疾患は「冷え」（陰）と大いに関係していることがわかる。うつ病の人は、体温・気温ともに低い午前中の調子が最悪だし、気温・体温ともに上ってくる午後には、調子がよくなる。

不眠症の人が早朝覚醒するのも、午前3時〜5時の、1日で体温・気温が一番最低の時間帯である。逆に、日光が射し込む暖かい部屋や、暖房の効いた電車の中では眠気が襲っ

うつ、自律神経失調症などはここでわかる！

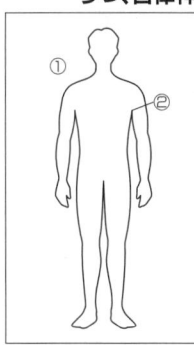

① 午前中、雨の日、寒い日に心身ともに不調になる
② 脇下の体温が36.5℃以下、とくに36.0℃以下

この検査値が該当する

- 白血球が少ないことが多い（白血球の数は体のエネルギー量と比例）
- RA（リウマチ反応）検査は、免疫異常を表す検査であるが、自然医学的にみると、「冷え症」の人が陽性になる傾向にある（うつ病の60％、統合失調症の40％でRA陽性になる）

てくるものだ。

よって、端的にいうと、うつ病、自律神経失調症、不眠症などの精神的不調は、人類の平均体温36・5℃に満たない人がかかりやすいといってよい。

米国での調査で、血液内に亜鉛、ヨード、カルシウムなどのミネラルを多くもつ人の精神状態は安定しており、逆にカドミウム、水銀、鉛（大気汚染やインスタント食品から入ってくる）の多い人は、暴力をふるったり、精神に異常をきたすことがわかっている。また低血糖により、種々の精神異常が表れることもある。

〈予防・治療法〉 ＊以下、1つでも2つでも実行できるものを励行すること。

① シソ、生姜は「気を開く」作用があるので、漢方のうつ、自律神経失調、不眠症に効く薬「半夏厚朴湯（はんげこうぼくとう）」の

主成分である。よって、1日1〜3回以上、生姜紅茶（19ページ）か生姜湯（71ページ）を愛飲するか、もしくは1日1〜3回、シソの葉加生姜湯を飲む（青ジソの葉2〜3枚を火にあぶり、葉がパリパリになったら手でもんで、湯のみ茶碗に入れ、これにすりおろし生姜をしぼって10〜15滴加え、熱湯を入れて湯のみ茶碗半分くらいにする）。もしくは、約10gのシソの葉をコップ1杯の水で煎じて半量にし、1日3回に分けて温服する。

②次の生ジュースを1日2〜3回に分けて飲用する（朝食代わりなら1日1回の飲用でも可）。パセリには、脳細胞の栄養に必要なカルシウム、亜鉛などが多く含まれる他、鎮静作用がある。

人参　　2本（約400g）　　→　240cc
リンゴ　1個（約250g）　　→　200cc
パセリ　50g　　　　　　　　→　 30cc
　　　　　　　　　　　合計　470cc（コップ2杯半）

③入浴（とくに生姜風呂、塩風呂）、サウナ、ウォーキングをはじめ筋肉運動をし、体温を高める。とくに、戸外で太陽光を浴びると抗うつ的に働くセロトニンの分泌がよくなる。

アルツハイマー病（認知症）、パーキンソン病

米国立老化研究所のイングラム博士が、「ボケたネズミに食事を60％減らして与え、継続的にドーパミン（脳から分泌されるホルモンで、不足するとパーキンソン病になる）の量を測ったら、予想に反して、ドーパミンの分泌量はどんどん増え、ボケも治り、他のネズミより40％も長生きした」ことをつきとめた。またその後の実験では、「いつまでも若さを保ち、長寿になる食生活」は「1日おきの断食か、1日1食」の食生活だったという。

認知症（ボケ）は、脳血管障害（脳卒中や脳動脈硬化症）や原因不明とされているアルツハイマー病から起きることが大半である。脳神経細胞の周辺にアミロイドという異常タンパクが沈着して、神経細胞が破壊されている様子がアルツハイマー病では確認されている。また「APOE4」という遺伝子をもっている人がかかりやすいとされているが、米国コロンビア大学で、この遺伝子をもつ980人（平均年齢75歳）を4年間追跡調査したところ、アルツハイマー病を発症したほとんどの人が肉、卵、牛乳、バターに代表される高脂肪・カロリー食を好んで食べていたという。

最近、大阪大学医学部で脳血流を計る実験をしたところ、「脳内で記憶を受けもつ海馬(かいば)とその周辺の血流不足が、アルツハイマー病患者にみられる」ことをつきとめた。脳血管障害性痴呆にせよアルツハイマーにせよ起きることがわかる。なぜなら、血液が脳をはじめ60兆個の細胞に、栄養素、水、酸素、免疫物質、白血球を送り届け、細胞の働きを支えているからである。

よって、同様に、ドーパミンを分泌する脳の黒質の部分への血流不足が、パーキンソン病の原因と考えてよかろう。

アルツハイマー病、とくにパーキンソン病などでは、能面のような無表情、前かがみの姿勢、筋肉のこわばりなどが特徴的である。

〈予防・治療法〉 ＊以下、1つでも2つでも実行できるものを励行すること。

① やる気を起こさせ、精神安定化作用をするセロトニンを増やすには、その原料となるトリプトファン（必須アミノ酸）を含む大豆、魚介類、胚芽を存分にとる。トリプトファンが脳内にとり込まれるためには、ブドウ糖が必要なので、ハチミツや黒砂糖も十分にとる。そのためには、黒砂糖入り生姜紅茶（19ページ）を毎日3杯飲む。生姜は脳血流

パーキンソン病などはここでわかる！

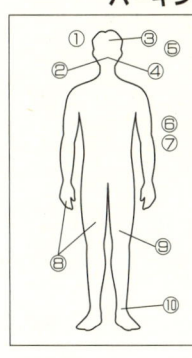

① 頭部を小刻みに震わせる
② 舌が細かく震える（認知症）
③ 顔がテカテカ光る
④ 唾液が異常に多くなる
⑤ 能面のような無表情
⑥ 前かがみの姿勢
⑦ 体の動きが悪く、動くのに時間がかかる
⑧ 手足の震え
⑨ 筋肉のこわばり
⑩ 地面をするように小刻みに歩く、腕をほとんど振らない

をよくする。また大豆に含まれるイソフラボン（女性ホルモン様物質）は、脳の活性化をする。1日50mgのイソフラボン（豆腐半丁、納豆1パック）で十分なので、毎日食べる。

② コレステロールも脳神経細胞の成長に不可欠なので卵やメンタイコなどもしっかり食べる。

③ 運動不足や日光不足でもセロトニンの分泌は低下するので、毎日30分は戸外で体を動かす。また、手を動かすと脳の血流がよくなるので、グーパー運動、編みもの、楽器の演奏などもすすんでやる。

④ 「読み」「書き」「計算」は脳細胞の活性化をしてくれるので、毎日「新聞を読む」「日記をつける」「家計簿をつける」を習慣化する。

⑤ 1日2食以下の少食を心がける。

胃炎、胃・十二指腸潰瘍

胃粘膜の血行不全や、有毒物質による腐食作用、機械的傷害作用（内視鏡施行中の失敗など）、神経的作用（ストレス）などが原因で起こってくる。心窩部（みぞ落ち）の痛み、とくに空腹時痛、げっぷ、食欲不振などの一般的な消化器症状の他、ひどくなると胃・十二指腸粘膜から出血し、便の色が黒くなる（タール様便）。

根本的治療は、胃・十二指腸粘膜の血行をよくしてあげることが、一番大事である。胃・十二指腸潰瘍にかかっている人の心窩部を触診すると、例外なく冷たい。つまり、その下に存在している胃や十二指腸の血行が悪い、ということを表している。すでに何度も述べたように、血液の循環が悪いところに病気は発生してくるし、逆に血行をよくしてあげると治りやすくなる。

「ハゲに胃ガンなし」と昔からいわれるが、胃ガンをはじめ、胃炎、胃・十二指腸潰瘍は体の温かい陽性体質の人はかかりにくく、冷え症（陰性体質）の人がかかりやすい病気である。

胃炎、胃・十二指腸潰瘍はここでわかる！

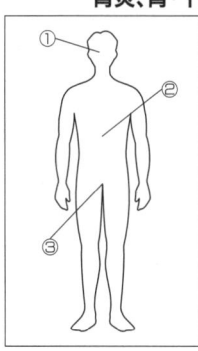

① 眼瞼結膜が蒼白（出血した場合）
② 心窩部の空腹時痛
③ タール様便

この検査値が該当する（出血があるとき）
- 赤血球数：正常
- 血色素（ヘモグロビン）：低下

また、胃潰瘍には「牛乳がよい」と西洋医学や栄養学ですすめるのは、牛乳には潰瘍を治すビタミンUが含まれているからである。しかし、牛乳は体を冷やす作用があるので、体が温かい陽性体質のための特効食であり、陰陽論からいくと、陰性（冷え）の病気である胃・十二指腸潰瘍の人には、おすすめできない食物なので注意していただきたい。

〈予防・治療法〉 ＊以下１つでも２つでも実行できることを励行すること。

① キャベツには、潰瘍を治すビタミンUが含まれているので、次の生ジュースを１日２回に分けて飲む（朝食抜きの場合は朝食代わりにして、１日１回でも可）。キャベツには、粘膜を修復するビタミンUの他にも、止血作用の強力なビタミンKも含まれている。ジュースを飲

むと「冷える」人は、キャベツを刻み、かつお節と醬油をかけて食べるとよい。

キャベツ　400g　→　280cc
リンゴ　1個（250g）→　200cc

合計　480cc（コップ2杯強）

② 黒豆を黒砂糖で煮て毎日食べると胃炎、胃・十二指腸潰瘍によく効く。

③ ジャガイモ1個をすりおろして、ガーゼでこしたものを1日3回温服するか、ジャガイモを厚さ1cmほどに切り、網で真黒になるまで焼き、1日2～3枚食べる。

④ 梅醬番茶かシソの葉加生姜湯（82ページ）を1日2～3回飲む。

※ 梅醬番茶（梅干しを湯のみに入れてハシでつつき、果肉を残して種子をとりだす。生姜汁10～15滴と小～大さじ1杯の醬油を加え、熱い番茶を入れてできあがり）。シソの葉のペリルアルデヒド、生姜のジンゲロン、ジンゲロールは胃の粘膜の血流をよくし、またストレスを発散する作用もある。

⑤ 腹巻き＋懐炉を心窩部に施して、温める。

ガン

先にも述べたように、ガン死者数は2005年には32万人を突破し、日本人の死因の1位に居座りつづけている。この30年間、ガンに関する研究成果や知見は膨大な数に達し、手術法や放射線療法、化学（抗ガン剤）療法も長足の進歩を遂げている。それなのに、ガンが激増しているのは、現代医学的なガンの治療法が正鵠を射ていないということだろう。

ガンに関する知見で、まずはっきりしているのは、戦後（1945年〜）、日本人の食生活が欧米化するとともに、それまで日本人に多かった胃ガン、子宮頚ガンは減少していき、代わって欧米人に多い肺ガン、大腸ガン、乳ガン、卵巣ガン、子宮体ガン、前立腺ガン、すい臓ガン、白血病、食道ガン……などが増加してきたという点である。

すなわち、「ガンのタイプが欧米化した」といえるわけだ。ガンの欧米化といっても、アメリカ人でも20世紀の前半までは、胃ガンと子宮頚ガンが多く、今述べた肺ガンや大腸ガンなどが増加したのは1940年代からである。そこには、アメリカ人の食生活も1910年頃から、肉、卵、牛乳、バターの摂取が増加し、穀類やイモ類の摂取が減少してきた、

日本人の食生活(1日あたり摂取量)の変化

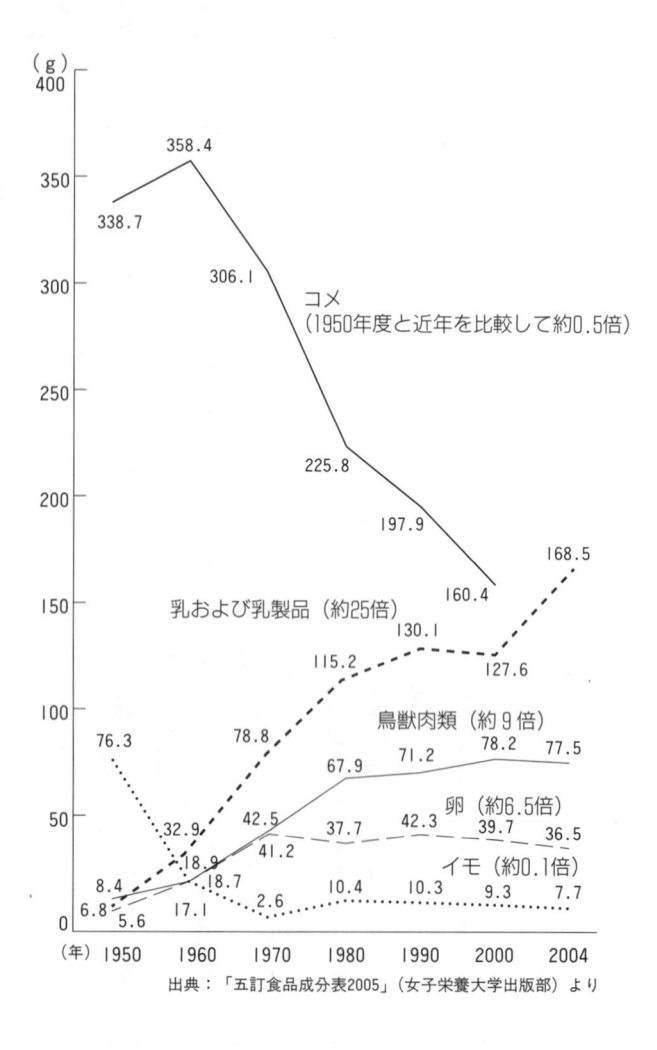

(g)

- コメ（1950年度と近年を比較して約0.5倍）
  - 1950: 338.7
  - 1960: 358.4
  - 1970: 306.1
  - 1980: 225.8
  - 1990: 197.9
  - 2000: 160.4
- 乳および乳製品（約25倍）
  - 1950: 8.4
  - 1960: 32.9
  - 1970: 78.8
  - 1980: 115.2
  - 1990: 130.1
  - 2000: 127.6
  - 2004: 168.5
- 鳥獣肉類（約9倍）
  - 1960: 18.9
  - 1970: 42.5
  - 1980: 67.9
  - 1990: 71.2
  - 2000: 78.2
  - 2004: 77.5
- 卵（約6.5倍）
  - 1950: 5.6
  - 1960: 18.7
  - 1970: 41.2
  - 1980: 37.7
  - 1990: 42.3
  - 2000: 39.7
  - 2004: 36.5
- イモ（約0.1倍）
  - 1950: 76.3
  - 1960: 17.1
  - 1970: 2.6
  - 1980: 10.4
  - 1990: 10.3
  - 2000: 9.3
  - 2004: 7.7
- コメ 1950: 6.8

出典:「五訂食品成分表2005」(女子栄養大学出版部) より

ガンはここでわかる！

① 喀血（肺ガン）
② 吐血（胃ガン）
※③〜⑤は触っても痛みがないことが特徴
③ リンパ節（リンパ腫のことが多い）
④ 乳ガンの腫瘤（触っても痛みがない）
⑤ 皮膚ガン（黒色の腫れもの）
⑥ 血尿（腎臓、膀胱ガン）
⑦ 下血（大腸〜直腸ガン）
⑧ 不正出血（子宮ガン）
…など、ガンでは出血することが特徴。

という背景がある。

肉、卵、牛乳、バター、マヨネーズに代表される欧米食は、ひと言でいうと高脂肪食である。血液中のコレステロールが増加すると、女性の場合、女性ホルモン（エストロゲン）が大量に作られる。その結果、女性らしい体型になるが、乳房、卵巣、子宮体部にガンが発生しやすくなる。同じくコレステロールから、男性の睾丸では男性ホルモン（アンドロゲン）が作られ、過剰になると前立腺ガンが多発してくる。

また、高脂肪食をとると、それを消化するために胆汁の分泌が多くなり、その胆汁酸が腸内の悪玉菌の働きでデヒドロコール酸に変化し、便秘によってこれらが大腸粘膜に作用しつづけると大腸ガンを誘発する。肺も高脂血症がつづくと負担がかかり、やはり肺ガンが発生しや

すくなる、とされている。

他に、すい臓、食道、腎臓のガン、それに白血病なども、高脂肪食の摂取と比例して起こりやすくなるという疫学データは多く存在する。

このように、高脂肪、高タンパクの欧米食は、ガンの予防にとっては好ましくないといえる。また、いくつもの動物実験で、小食がガンを抑制することが明らかにされている。

さらに、アメリカのベル博士らの研究によっても、タンパク質とカロリーを制限することによって、ガンをやっつけるT細胞機能が増強することがわかっている。「腹八分にガンなし」というところが結論のようだ。

ガン細胞は35・0℃で一番増殖し、39・3℃以上になると死滅することがわかっているが、それは、低体温＝体の冷えがガンを作る大きな要因になることを意味している。ガンは、心臓や脾臓（ひぞう）、小腸など体温の高い臓器にはまず絶対に発生しない。逆に、ガンが多発する臓器は、食道、胃、肺、大腸、子宮などの管腔（かんくう）臓器である。つまり、低体温の臓器であることは前述した。

世界ではじめてドイツで発表されたガンの自然治癒例によれば、ガンに罹患後、自然治

癒した人の全員が、肺炎にかかって発熱した人だった。以後、発熱により、ガンが治った症例はいくつも発見され、ヨーロッパの自然療法病院では、ガン患者を45℃くらいの熱い風呂に入れたり、アルミホイルのようなもので体を包み、熱を加えて体を温めたりというような温熱療法が行われてきた。

ガン予防、治療のためには、体を温め、体温を上げることが肝要である。日本人のガン激増の背景に我々の低体温化があることは、間違いないだろう。ガン予防のためには、体温の40％以上は筋肉で発生するので、ウォーキングをはじめとする運動、入浴、サウナ、温泉などで、常に体を温める必要がある。

先にも述べたように、ヨーロッパの自然療法病院では、昔からガンの治療として人参ジュースを用いてきた。今でも、多くの自然療法病院でガン治療の主役は、人参ジュースだ。アメリカの科学アカデミーでも1982年、ビタミンA、C、Eがガンを防ぐこと、そしてそれをすべて含んでいる野菜が人参であることを発表している。

私の周りにも、人参ジュースでガンを治した人がいる。

高校時代の友人で、アメリカで鍼灸師として活躍しているK君は、あるとき、痛みを伴

わない血尿がドバッと出たので、膀胱ガンだと確信をもって近くのクリニックを訪れ、やはり「膀胱ガン」との診断を受けた。手術を待つまでの約1ヶ月、毎日1ℓ以上の人参・リンゴジュースを飲んで、さあ手術ということで、手術前の検査をしたら、ガンが消えていた、とのこと。それを伝えてきたとき、電話の向こうで、ほくそ笑んでいるK君の様子が、その息づかいからよくわかったものだった。

会社社長で60歳のMさんは、血便と腹痛のため都立の病院を訪れ、内視鏡検査の結果、大腸ガンで即手術と宣告されたが、「手術はしたくない」と拒否したところ、「それなら、うちでは責任をもてません」と受診を拒否されたので、毎朝、人参、リンゴ、キャベツのジュースを500㎖以上飲み、食事も玄米食に切り換え、長時間のウォーキングと独自の温熱湿布を腹部に施したところ、血便も出なくなり、もう10年以上、元気に過ごされている。

もちろん、人参ジュースさえ飲めば、ガンがすべて治るなどとはいえないが、治る可能性を秘めたひとつの自然療法とはいえるだろう。

〈予防・治療法〉 ＊以下、1つでも2つでも実行できるものを励行すること。

① ガンは過食による「血液の汚れ」が一因なので、以下の食事を心がけること。

1 よくかんで（1口30回以上）、少食（＝腹八分以下）を心がける
2 主食は玄米か、白米に黒ゴマ塩（101ページ）をかけて食べる
3 肉、卵、牛乳、バター、マヨネーズ、クリームなどに代表される欧米型の食事は控え、和食中心の食事を心がける
4 血液浄化の第一歩として、海藻、豆類、コンニャク、玄米など食物繊維の多い食物をしっかりとって、腸内の大掃除をする
5 1日2食以下にし、朝は生姜紅茶1～2杯（19ページ）か、次の生ジュースを1日2～3回に分けて飲む（ただし、朝食抜きの場合は、朝食代わりにして1日1回でも可）。キャベツが入ると、少々苦くなる。キャベツの中には、正常細胞のガン化を抑える物質が存在することは、いくつもの実験で確かめられている。また、キャベツの中のビタミンUが、傷ついた細胞の修復を促すこと、さらには、硫黄化合物が白血球の機能を活性化し免疫力を高めることも、ガンに効果的な理由である。なお、

夏季にリンゴが不足するときは、トマトを代用にしてもよい。トマトは、抗ガン作用のあるリコピンを多量に含む。

人参　　　２本　（約４００ｇ）　↓　２４０ｃｃ
リンゴ　　１個　（約２５０ｇ）　↓　２００ｃｃ
キャベツ　１００ｇ　　　　　　　↓　　７０ｃｃ　　合計　５１０ｃｃ（コップ３杯弱）

② 昼はそば、夕は玄米食（または白米に黒ゴマ塩）にし、副食物として、次のものを必ず食したうえ、根菜、豆類、魚介類の中から１～２品の副食をとる。海藻入りのみそ汁、梅干し１～２個、大根おろし、ヒジキの炒めもの。

③ ガンは熱に弱いので、日常の生活でウォーキング、散歩、カラオケ、趣味に打ち込む、入浴、サウナ等々で体を温めること。

④ 感謝、人のために尽す、物事の明るい面をみる、希望をもつ、必ず治すんだという強い意志をもつなどのポジティブな気持ちは、ＮＫ細胞（白血球）の活性を増し、ガンに対する免疫力、治癒力を高める。

④ ガンの患部（肺ガンなら胸部と背中）とお腹に１日１～２回生姜湿布（56ページ）を施す。

3 医者いらず検査いらずの【症状別】治し方

風邪、せき、気管支炎、インフルエンザ

風邪、気管支炎、肺炎など病気は、病原体として細菌、ウイルス、真菌（カビ）などが悪役として挙げられる。しかし、本当の原因は体内の老廃物である。

呼吸器は体内の老廃物や酸毒物、不要物を排泄する解毒器官である。血液中の老廃物などを処理すべく、鼻やのど、気管支、肺などに排泄されたとき、そこにたまたま細菌やウイルスが侵入してきて炎症が起こった状態が、風邪、気管支炎、肺炎である。

また、風邪は英語でcommon coldというくらいなので、「冷え」の病気である。冷えると、体内での化学反応・代謝が十分に行われず、老廃物や酸毒物が産生され、血液が汚れるので、それを燃焼するためにウイルスや細菌などの病原体が侵入してくると考えてよい。

このとき、西洋医学では抗生物質や解熱剤が処方されるが、自然医学的に見ると「?」がつく。この処方では、一時的に熱は下がるが、病気が長引いたり、ぶり返すことも多い。発熱・発汗を促して体を温めるのが一番の治療である。

〈予防・治療法〉 ＊以下、1つでも2つでも実行できるものを励行すること。

風邪、気管支炎などの炎症はここに表れる！

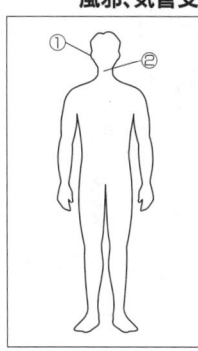

—「冷え」や「食べすぎ」で、こうした炎症が起こる—
① 耳より後ろの頚のリンパ節の腫れ（風邪などウイルスによる炎症）
② 首の前側のリンパ節の腫れ（細菌による炎症）

この検査値が該当する
- 白血球の増加（細菌感染）
- 白血球の減少（ウイルス感染）
- CRP値の上昇、血沈の亢進

① 発熱して食欲がないときは、無理して食べないこと。食欲不振は、老廃物の原料である食物の摂取を一時的にストップさせ、血液を浄化する反応であり、白血球を空腹にし、貪食力・殺菌力を増強し、免疫力を強くする反応である。

② 風邪のごく初期なら、体力のある人は、ジョギングやサウナ浴、入浴で発汗すると早めによくなることがある。葛根湯と同じ原理で、汗で老廃物を排泄し、血液を浄化する他、温まることで免疫力も増強される。

③ 民間療法
1 熱いみそ汁にネギをたくさん入れて飲み、すぐ就寝する
2 生姜紅茶（19ページ）、生姜湯（71ページ）を1日2～3回飲用する

3 梅干しを網で2個黒焼きにして、熱い茶と一緒に飲む

④ アルコールが飲める人は
1 日本酒の熱燗50ccに卵の黄身を入れて一気に飲み、就寝する
2 ウイスキーの湯割にレモン半〜1個しぼって入れて飲むか、赤ワインを熱燗にして飲み、すぐ寝る
3 清酒20ccを湯のみに入れ、すりおろし生姜を約10〜15滴加え、熱い湯を30cc程度加えて飲んだら、すぐ寝る

⑤ 次の生ジュースを2〜3回に分けて飲む。大根には去痰、鎮咳(ちんがい)作用がある他、辛味成分の硫黄化合物が白血球の働きを高め、免疫力を上げる。

人参　　2本（約400g）　→　240cc
リンゴ　1個（約250g）　→　200cc
大根　　100g　　　　　　　　70cc
　　　　　　　　　　合計　510cc（コップ3杯弱）

貧血

貧血は、赤血球（または血色素）が少ない状態である。貧血にも白血病やガンなどによる貧血など、多数の種類が存在するが、一番多いのは鉄が欠乏して起こる鉄欠乏性貧血だ。

全貧血のうち80％近くを占めるこの貧血は、成人に達してからかかると、体内のどこかで出血している可能性が大である。つまり、胃・十二指腸潰瘍、子宮筋腫による生理過多、痔出血、ガンによる出血などが疑われるわけだ。よって、40歳すぎて「貧血」と診断された人は、まず、そうした病気が存在するかの検査を受ける必要がある。

そうした病気が存在せず、いつも「貧血」傾向がある人は陰性体質の人である。

また、爪には「体に足りないもの」が顕著に表れる。爪が蒼白、割れやすい、スプーン状爪（爪がへこんでスプーンのようになる）などがあれば、鉄欠乏性貧血が疑われる。

〈予防・治療法〉 ＊以下、1つでも2つでも実行できるものを励行すること。

① ご飯に、黒ゴマ塩（黒ゴマ8対自然塩2を炒ったもの）をふりかけて食べる。

② 体を温めるみそ、造血に必要な鉄とビタミンB_{12}を含むシジミのみそ汁を常食する。

貧血はここでわかる！

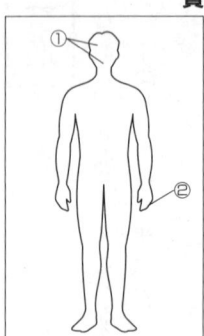

① 眼瞼結膜、唇、舌が白っぽい。舌がツルツルする（悪性貧血＝ビタミンB₁₂や葉酸不足）
② 爪が蒼白、爪が割れやすい、スプーン状爪（爪がへこんでスプーンのようになる）：鉄欠乏性貧血

この検査値が該当する

赤血球	血色素	貧血の種類
正常	少ない	鉄欠乏性貧血
少ない	少ない	ガン、再生不能性貧血
少ない	正常	悪性貧血、飲酒過多による貧血

③ 100g中の鉄含有量は、ほとんどの野菜で1.0mg以下であるが、ホウレンソウは3.7mg、パセリは9.3mgと多い。ホウレンソウをゆがいてゴマ油で炒めたもの、パセリ、海草を入れたサラダを常食する。

④ 魚は白身よりカツオの血合を。肉ではマトン（羊肉）が赤くて鉄含有が多い。赤黒いレバーも鉄が多いので、レバニラ炒めなども積極的に食べる。

⑤ 次の生ジュースを2〜3回に分けて飲む（ただし、朝食代わりにして、1日1回の飲用も可）。

人参　　　　2本（約400g）　→　240cc
ホウレンソウ　300g　　　　　　→　200cc

合計　440cc（コップ2杯強）

⑥ 筋肉は鉄分を貯臓しているので、筋肉を鍛え、発達させると鉄分の保持ができる。

アレルギー性疾患

アレルギーとは、ギリシャ語のallos（変わった）＋ergo（働き）という言葉から作られており、「変わった反応能力」という意味だ。つまり「本来は病原体を排除するための免疫反応（抗原・抗体反応）」が、生体に有害な結果をもたらすように働く現象」である。

西洋医学では、「アレルギー性疾患とは、抗原と抗体が結びついた抗原抗体複合物が体内のマスト細胞を刺激して、ヒスタミンなどを遊出し、その結果、気管支の痙攣を起こしたり、皮膚血管の透過性が増して、喘息やジンマ疹、湿疹が引き起こされる」となる。

自然医学的に考えれば、「アレルギー疾患は、アレルギー性結膜炎＝涙、鼻炎＝くしゃみ・鼻水、喘息＝水様痰、アトピー・ジンマ疹・湿疹など＝水分を含んだ発疹」というように体内の余分な水分が体外へ排泄されている様子であり、「水毒症」と分類されている。

体内に余分な水分をためている人や冷え性（低体温）で水分の排泄が十分にできていない人は、免疫力低下のために、アレルゲン（花粉やダニ、ハウスダスト、牛乳や卵などの食物）が体内に入ってきても、抗体でもって十分に処理できない。つまり、自然医学的に

アレルギーになりやすい人がわかる！

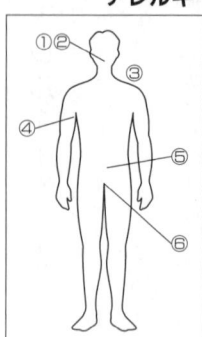

① 舌がポテッとしている、舌の辺縁に歯の形がついている、舌の表面に水分が多い
② 水分をよくとる
③ 汗をあまりかかない
④ 脇の下の体温が36.5℃以下（とくに35.0℃代）
⑤ お腹が冷たい、ポチャポチャと振水音がする
⑥ 尿の回数や量（正常は１日７〜８回で1500㎖くらい）が少ない

この検査値が該当する
・ IgEの増加
・ 好酸球（白血球）の増加

アレルギーを考えると、余分な水分とともに抗原も体外へ捨て、体を温めて、免疫力を上げようとする反応に他ならない。余分な水分が排泄されると、体温は上昇するのである。

〈予防・治療法〉＊以下、１つでも２つでも実行できるものを励行すること。

① 塩分をはじめ、陽性食品をしっかりとり、平熱（午前10時）が36・5℃以上になるよう努力する。

② ニラ、ニンニク、ネギ、玉ネギなどのアリウム属の野菜やヨードを含む海藻類は、抗アレルギー食品であるので、レバニラ炒め、ニラの卵とじ、ヒジキ・レンコンの炒めものなどの料理を常食する（卵にアレルギーのある人は、卵は不可）。

③ ウォーキング、スポーツ、入浴（とくに、湯舟に自然

塩を1つかみ入れる塩風呂や、1かけの生姜をすりおろして布袋に入れ、湯舟につける生姜風呂がよい）などで、体を温め、発汗、利尿を促す。

④ 黒砂糖入り生姜紅茶（19ページ）を毎日3杯以上飲み、発汗、利尿を促す。黒砂糖には去痰作用がある。

⑤ 夏は海水浴に行き、陽性の「塩」と「太陽光」で体を芯から温めるとよい。

⑥ 運動をしない人が水分の多い生ジュースをはじめ運動や入浴、サウナを励行することを条件に、喘息の人は、次のジュースを1日2〜3回に分けて飲用する。キャベツは気管支を浄化し去痰を促すイオウや塩素を含む。アトピーの人は、キャベツのところをゴボウ100g（50cc）に変える。ゴボウは解毒排泄作用が強く、フランスでも「皮膚病の薬」として有名である。

人参　　　2本（約400g）　→　240cc
リンゴ　　1個（約250g）　→　200cc
キャベツ　100g　　　　　　→　70cc

合計　510cc（コップ3杯弱）

疲労、倦怠、夏バテ

疲労にも、肉体的疲労と精神的疲労がある。肉体的疲労の場合、血行をよくして、糖分や塩分、ビタミン、ミネラルなどの微量栄養素を補ってやると早く回復する。よって、ハチミツ、黒砂糖、ハチミツ入りのリンゴ酢、コブ茶、スポーツドリンクなどの疲労回復食は大変よい。

「疲労」を自覚している人は、早めの対処ができるが、自覚しないまま同じ量の仕事や運動をこなしていると、大病の下地になることがある。以下、「疲れ」を早めに察知するための項目を羅列する。3つ以上あると、「疲労」がたまりつつあるので要注意である。

〈血行不良による心臓、血管、呼吸器系の異常〉

①頭痛、肩こり、目の痛み　②耳鳴り、めまい　③息切れ、動悸、脈の乱れ（不整脈）　④胸痛（ときどき）　⑤手足のむくみやしびれ　⑥鼻血、歯茎や痔からの出血

〈消化器症状〉

⑦過食や食欲不振　⑧便秘や下痢またはそのくり返し、腹痛

疲労、倦怠、夏バテはここでわかる！

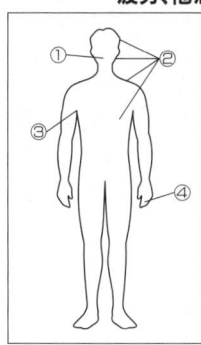

① 唇が白い
② 肩こり、頭痛、めまい、耳鳴り、胸痛、息切れ
…等々「瘀血」（血行不良）の症状
③ 微熱
④ 「爪に横筋」ができる

この検査値が該当する
・ 白血球の増加（とくに肉体的疲労の場合）
・ LDHの増加

〈神経の疲労による過敏症状〉
⑨ 音や臭いに敏感になる ⑩ 手足、口唇、眼瞼がピクピク動く
〈精神の疲れの症状〉
⑪ 不安、不眠、理由のない焦燥感 ⑫ 仕事や趣味に集中できない ⑬ 仕事上の些細なミスや物忘れ ⑭ 他の人と一緒にいるのが煩わしい ⑮ 自分はこの世に存在する価値がないと思う
〈治癒反応〉
⑯ 微熱がつづく
※①～⑯の中で、3つ以下…疲労がたまりつつある／4～8個…黄信号／9個以上…疲労から病気に移行しつつある。

〈予防・治療法〉 ＊以下、1つでも2つでも実行できるものを励行すること。

① ネギ、ニラ、ニンニク、玉ネギなどのアリウム属の野菜にはアリシンが含まれ、ビタミンB_1と結合してアリチアミンに変化する。

ビタミンB_1は、アノイリナーゼという体内の酵素で分解されて失効するが、アリチアミンは、その酵素の影響を受けない。その結果、疲労回復薬であるビタミンB_1の効果が高まる。

ニラ入りみそ汁、ニラのみそ和え、ニラの卵とじを食べる。もしくは、ネギ、カツオ節、醬油、水、すりおろした生姜をごった混ぜにして、よく煮て食べると抜群の疲労回復薬になる。

② ネギ加生姜湯を1日2〜3回飲む。まず、ネギ約10gを刻み、湯のみ茶碗に入れる。そこに、生姜をすりおろしたものをガーゼでしぼり、10〜15滴加える。そして熱湯を茶碗に半分くらい注いでできあがり。

③ 次の生ジュースを1日2〜3回に分けて飲む（朝食代わりに1日1回の飲用も可）。

人参　2本（約400g）→ 240cc

リンゴ　1個（約250g）　→　200cc
玉ネギ　50g　→　35cc

合計　475cc（コップ2・5杯）

④入浴は、肉体的疲労の場合は41〜42℃の熱い湯に5〜10分、精神的疲労には39〜40℃のぬるま湯に15〜20分入る。

また、生姜風呂（22ページ）やシソの葉風呂（生姜やシソ葉100gを刻んで布袋に入れ、湯舟につける）に入ると、さらに回復が早くなる。

頻脈、不整脈、動悸

頻脈、不整脈が起こると、西洋医学では心電図、負荷心電図、心エコー、24時間ホルター心電図などで徹底的に心臓を調べるが、なんの異常も発見されないことも多い。

風邪や肺炎などで発熱し、体温が1℃上昇すると、脈拍は約10増加し、新陳代謝が約12％促されて、病気を治そうとする自然治癒力が働く。

体内に冷えや余分な水分(水毒)が存在する人は、ふつうは、寝汗、下痢、鼻水・くしゃみなどで体外へ余分な水分を捨てるメカニズムが働くが、そうした症状を発現しない人は、体温を上げ、脈拍を早くすることによって治そうとする。それが頻脈、不整脈などとなる。

頻脈、不整脈、動悸は、何か動作をしているときは起こらず、たいてい安静時に起きる。筋肉が動いているときは、筋肉が水分を消費するし、筋肉から産生される熱で水分が処理されるからだ。もし頻脈、不整脈の原因が心臓の異常なら、労作時や運動時など、心臓に負担がかかるときに起きるはずである。

もちろん、心臓の病気やバセドウ病などによって起こる場合、原病の治療が先決である

頻脈、不整脈などはここでわかる！

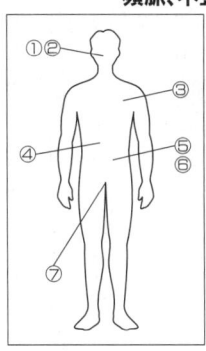

① お茶、水、コーヒーなど水分を多くとる
② 舌の上に水分が多い、舌の辺縁に歯型がついている
③ 頻脈、不整脈が安静時に起きる
④ 腹部浸水音がする
⑤ お腹が冷たい
⑥ 下腹ポッコン、下半身太り
⑦ 尿の回数や量（平均7～8回、1500㎖が正常）が少ない

が、検査をしても心臓に異常が見つからないときは、「水毒」の症状と考えてよい。そのときは、お腹が冷たい、下半身太り、尿の回数や量が少ないなどの水毒症状がみられる。

不整脈があると、心臓の内壁に血栓ができやすく、それが脳に飛んで、脳梗塞を起こす危険性がある。

よって、西洋医学では「血栓を溶かすために水分をたくさんとれ」という指導がなされるが、こうした西洋医学的に原因のない頻脈、不整脈に対しては、水分過剰こそが原因なので、逆療法となる。

〈予防・治療法〉 ＊以下1つでも2つでも実行できることを励行すること。

① お茶、コーヒー、清涼飲料水など、余分な水分をとるのをやめ、「排水」を心がける。つまり、利尿・発汗を促すべく、散歩や軽いスポーツを十分にやり、入浴も

生姜風呂、塩風呂、ニンニク風呂（22ページ）などに入り、汗を出す。

② 生姜紅茶（19ページ）、生姜湯（71ページ）、生姜湯にクズ粉（発汗を促す）を入れたものを1日2〜3回飲む。

③ 次の生ジュースを2〜3回に分けて飲む（朝食代わりに1日1回でも可）。キュウリは、利尿作用の強力なイソクェルシトリンを含む。玉ネギは、発汗、利尿作用の他に強心作用がある。

人参　2本（約400g）　　　　↓　240cc
リンゴ　1個（約250g）　　　↓　200cc
キュウリまたは玉ネギ（冷え症の人）50g→40cc　合計　480cc（コップ2杯強）

④ ゆで小豆（52ページ）を水分とともに毎日食べる。小豆のサポニンには、強力な利尿強心作用がある。

⑤ 頻脈、不整脈、動悸が発生したとき「恐い病気」と思うと、不安が不安を生み、ますます悪くなるので、「たかが水毒」と思い、腹式呼吸をする。お腹の中から5秒で吐いて、3秒で吸うつもりでやると、副交感神経が優位に働いて、頻脈は治まる。

低血圧、めまい、耳鳴り、緑内障

低血圧は、収縮期血圧（俗にいう上の血圧）が100mmHg以下のものをいう。統計的にいって、低血圧症の人は、高血圧症患者に比べて格段に長生きすることがわかっているが、朝起きるのがつらい、午前中体調が悪い、などの不定愁訴をもっている人が多い。しかし、血液検査をはじめ、種々の検査には「白血球が少ない」こと以外は異常がないことが多い。

「めまい」は医学的には「自分の体と周囲の物体との空間的な関係を異常に感じること」と定義され、内耳や聴神経、小脳の働きの失調と関係がある。こうした器官に明らかな病変が存在しないときの「めまい、耳鳴り」がひどくなると、激しい嘔吐をすることがある。つまり、胃液という水分を排泄して、体の総水分量を減らそうとする反応で、これが「メニエル症候群」と西洋医学でいわれる病気だ。

「低血圧」も「めまい、耳鳴り」も、新陳代謝が悪く、体温が低く、水分の代謝（排泄）が悪い人の病気なので、まとめて説明する。なお、緑内障も、眼の中の眼房水の排泄が悪

低血圧、緑内障などはここでわかる！

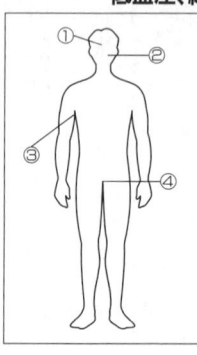

① 緑内障：眼を閉じ、手の指の腹で眼球をそっと押すと硬い＝眼圧が高い、眼の奥〜頭の痛み、吐気、流涙、瞳孔拡大、結膜充血
② 水分をよく摂る
③ 汗をあまりかかない
④ 尿の量、回数が少ない

この検査値が該当する

- 特徴的な検査所見はないが、こうした水毒症では、γ-GTPが高値になることが多い

く、たまりすぎて眼圧が上る病気、つまり水毒症なので対策は同じでよい。

緑内障の場合、眼をつぶって、両眼、鼻を中心とする顔面に温かい湯につけたタオルで温湿布を毎日5〜10分するとよい。血行がよくなり、水の代謝がよくなって、緑内障の改善に役立つはずである。

《予防・治療法》＊以下、1つでも2つでも実行できるものを励行すること。

① 牛乳、ビール、ジュース、コーヒー、緑茶、麦茶、水、清涼飲料水などの水分をとりすぎない。
② 緑茶より紅茶、野菜より海藻、大豆より小豆、うどんよりそば……など、体を温める色の濃いものを食べる。
③ 生野菜のサラダ（体を冷やす）は避け、ゴボウ、人参、レンコン、ネギ、玉ネギ、ヤマイモなどの根菜類、塩、

みそ、醬油、メンタイコ、赤身の肉など、塩の効いた陽性食品をしっかり食べて体を温める。

④黒砂糖入り生姜紅茶（19ページ）でもよいが、生姜紅茶にシナモンを加えると、内耳の血行をよくし、発汗を促して、めまい、耳鳴りによく効く。

⑤ゆで小豆（52ページ）を毎日飲む（または食べる）。

⑥生ジュースは、人参3本（約600g）→360cc（コップ2杯）を1日2〜3回に分けて飲む。または次の生ジュースを飲む。玉ネギは、利尿、発汗、血行促進作用がある。

人参　　1本（200g）　→　120cc
リンゴ　半個（約150g）→　120cc
玉ネギ　50g　　　　　→　30cc

　　　　　　　合計　270cc（コップ1杯半）

⑦ウォーキング、筋肉労働などで筋肉を鍛える。

⑧入浴も、生姜風呂、塩風呂、ニンニク風呂（22ページ）などで体を温める。全身浴の後の半身浴もよい。

腹痛、下痢

腹痛といっても千差万別で、急性虫垂炎、腹膜炎、急性すい炎、胃・十二指腸潰瘍、腸閉塞、婦人病など急を要する病気が原因の腹痛は、病院へ行くのが先決である。「お腹のどの部分が痛むか」によって、病気の原因を推測できる（次頁）。

しかし、大した病名もつかないような腹痛は、「ガス」による腹痛か、「冷え」による腹痛である。同様に下痢も、「冷え症」の人、「水毒」の人の症状だ。

簡単にいえば、その水分を尿で出すか、汗で出すと下痢や腹痛は止まる。よって漢方の利尿剤である五苓散や、発汗剤の葛根湯が下痢に効くのは首肯できるのである。

〈予防・治療法〉 ＊以下、1つでも2つでも実行できるものを励行すること。

① 梅醬番茶（88ページ）を1日2〜4回飲む。
② ニンニクか生姜をすりおろして、熱いみそ汁に入れて飲む。
③ すりおろしリンゴを1日2〜3個食べる。
④ 軽い腹痛、下痢なら、生姜紅茶（19ページ）にシナモンを少々加えて飲む。

痛みの場所での病気の推測

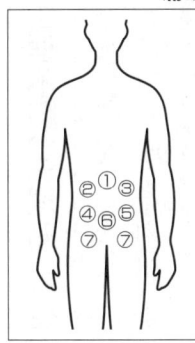

① 胃炎、胃・十二指腸潰瘍、食道炎、すい炎、心筋梗塞
② 胆のう炎、胆石症、肝炎
③ 胃潰瘍、すい炎
④ 虫垂炎、尿路結石、卵巣の炎症や腫瘍
⑤ 大腸炎、憩室炎、過敏性腸症候群、尿路結石、卵巣の炎症や腫瘍
⑥ 尿路結石、膀胱炎
⑦ 鼠径ヘルニア

＊腹部全体の痛み：腹膜炎、腸閉塞、胃腸炎、過敏性腸症候群、慢性便秘、お腹の冷えやガス

⑤ 生姜の粉、朝鮮人参の粉末、山椒を2対1対1の割合で湯のみ茶碗に入れ、熱湯で溶いて飲む。
⑥ 自然塩を焼いて布袋に入れ、臍のところ(下痢の場合)や痛みのあるところに置いて温める。
⑦ 生姜風呂や塩風呂(22ページ)に入る。
⑧ 生姜湿布(56ページ)を痛いところを中心に施す。

生理不順、生理痛、更年期障害

 生理不順、生理痛をはじめ、肩こり、頭痛、めまい、耳鳴り、不安、不眠、発汗などの不定愁訴を伴う更年期障害は、西洋医学的には、卵巣や子宮の機能不全、その原因として卵巣から分泌される女性ホルモンの異常が挙げられているが、自然医学的には、女性特有の下半身の冷えが真の原因と考えている。

 女性のお腹の触診（腹診）のとき、いつもびっくりするのは、お臍より上方は温かいのに、1cmも違わないお臍より下方は冷たい、ということだ。つまり、当然、臍より下に存在する卵巣や子宮への血流も悪く、冷えていることを表す。臍より下の腹部が冷たく子宮や卵巣への血流が悪いと、子宮・卵巣の働きが低下して女性ホルモンの産生分泌も悪くなり、ホルモンのアンバランスによる種々の症状が出現するのは、当然の理である。

 また、下半身が冷えていると、下半身に存在すべき、血液、熱、気が行き場を失い、上半身に向かっていく。よって、下から上へ突き上げられる症状であるドキドキ、息苦しさ、肩こり、発汗、顔の発赤や発疹、吐気、せき、イライラ、不安、不眠、焦燥感などが出現

昇症はここでわかる！

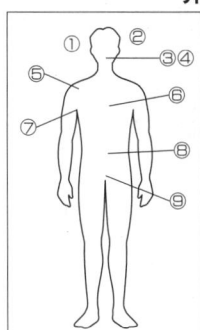

① イライラ、不安、焦燥感、不眠
② 発疹（発赤）
③ 吐気、せき、口内炎
④ のどのつまり
⑤ 肩こり
⑥ 息苦しい、ドキドキ
⑦ 体温の低下
⑧ 下腹部が冷たい
⑨ 便秘、月経困難、尿の出、勢いが悪い（下に向かう症状"降症"が弱い）

この検査値が該当する

- なんの異常もないことが多い（女性ホルモンの値には異常があるだろうが、精密検査以外で測定することはないので）

してくる。これを、漢方では「昇症」と一括しているが、西洋医学的には、なんの脈絡もないような「不定愁訴」であり、自律神経失調症、更年期障害などとして片付けられる。更年期になると、少しずつ体温が下がり、閉経とともに体温低下の傾向が顕著になるので、上記の不定愁訴を伴う「更年期症状」は多彩で派手になるのである（上図）。

〈予防・治療法〉　＊以下、１つでも２つでも実行できるものを励行すること。

① セロリ、パセリ、人参、セリ、アシタバなどのセリ科の植物は、血行をよくして瘀血を除く作用があるので、しっかり食べる。次の生ジュースを１日２〜３回に分けて飲む（朝食代わりに１日１回の飲用も可）。

人参　２本（約４００ｇ）→２４０cc

リンゴ　1個（約250g）→　200cc

セロリ　100g　→　70cc　　合計　510cc（コップ3杯弱）

② 小豆や黒豆は、女性ホルモン様物質（イソフラボン）を含むうえに、大・小便の排泄をよくして、血液の浄化をしてくれるので、黒砂糖で煮て食べる。

③ ゴボウには、女性の生殖器の働きをよくするアルギニンが含まれているので、キンピラやみそ汁の具にして食べる。

④ ゴマは、造血作用と浄血作用があるので、黒ゴマ塩（101ページ）をご飯にふりかけて食べるか、コップに入れた黒酢にその半分の黒ゴマを入れて、1ヵ月放置した後、毎日2～3杯飲むとよい。

⑤ 大根葉は、血行をよくして婦人病に効く。干した大根葉を刻んで、ご飯と一緒に炊いて食べてもよいし、みそ汁に入れてもよい。

⑥ 腹巻きの常時着用、全身浴の後の半身浴の他、昼間は足浴をやり、臍より下の下半身の血行をよくする。

> 甲状腺の病気

甲状腺は、首の前面に存在する甲状の内分泌腺で、新陳代謝を促すサイロキシンというホルモンを分泌する。甲状腺の働きが亢進し、サイロキシンの分泌が過多になると、イライラ、ドキドキ、発汗、発熱、下痢、体重減少など新陳代謝がよくなりすぎる甲状腺機能亢進症（バセドウ病）が発症する。逆に、サイロキシンの分泌が低下すると、甲状腺機能低下症（粘液水腫、橋本病など）に陥り、むくみ、便秘、動きたくない・考えたくない、体温低下などの症状が出てくる。

一見すると、まったく逆の病気であるが、自然医学的にみると、同じ病気であると考えられる。両者とも、「冷え症」の人がなる病気で、「冷え症」がそのまま表現型として表れたのが機能低下症で、その冷え症を改善しようと甲状腺が働きを亢進し、発熱している状態が機能亢進症というわけだ。

〈予防・治療法〉 ＊以下1つでも2つでも実行できることを励行すること。

① 機能低下症の人は、次のことを心がける。

甲状腺の病気はここでわかる！

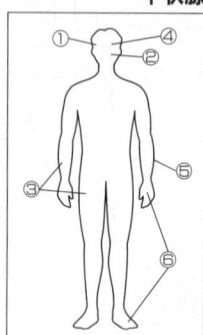

―機能低下症― ① 瞼が腫れぼったい、まゆの外側の3分の1が薄くなる
② 舌がポテっとして大きくなる（巨舌）、甲状腺が腫れることも腫れないこともある。「腫れる」ときは、つばを飲みこんだときに一緒に動く
③ 下肢のむくみ、皮膚が冷たく荒い
―機能亢進症― ④ 眼が大きく突出してくる、眼が輝く
⑤ 皮膚が柔らかくきめ細かい ⑥ 手指が震える

この検査値が該当する

・ T_3、T_4（甲状腺ホルモン）の上昇：機能亢進症
　T_3、T_4の低下：機能低下症

1 日頃、体を温める陽性食品をしっかりとり、ウォーキング、スポーツ、入浴、サウナなどで体を温める

2 生姜紅茶（19ページ）やコブ茶を1日2〜4杯以上飲む

② バセドウ病の人は、次の生ジュースを1日2〜3回に分けて飲む（ただし、朝食抜きの場合、朝食代わりに1日1回でも可）。パセリは、ホルモンのバランスを整える作用があり、シソは、鎮静作用がある。

人参　　　　　2本（約400g）　→　240cc
リンゴ　　　　1個（約250g）　→　200cc
パセリまたはシソ　50g　　　　　→　30cc

合計　470cc（コップ2杯半）

便秘

便秘に対しては、「冷たい水や牛乳をたくさんとれ」「生野菜や果物を多く食べなさい」という指導が一般的である。しかし、今の日本人、とくに女性は、冷え性であるために腸の働きが悪くなって起きる便秘がほとんどだ。そのため、冷たい水や牛乳、生野菜や果物はさらに腸を冷やし、便秘を悪化させる可能性がある。

よって、冷え症の便秘の人は、キンピラゴボウやヒジキの炒めもの、ワカメと大根と玉ネギをスライスしたサラダ（醬油味ドレッシング）などで腸を温め、なおかつ食物繊維も補えるものをとるべきだ。

便秘になると、腸から血液へ余分なコレステロールや老廃物が吸収され、高脂血症や肥満の原因になるし、解毒臓器の肝臓に負担をかけ、肝機能障害の一因を作る。また、大腸に有害菌が増殖して、虫垂炎や胆のう炎の原因、脱腸や憩室炎の要因にもなる。

また、便秘は女性の肌の大敵でもある。クレオパトラの美貌は、毎日センナを使って便秘を防いでいたことからもたらされた、というエピソードもある。「便は、健康の便り」と

便秘になりやすい人

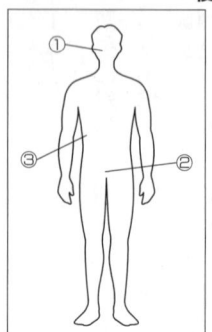

① 水、牛乳、パン、ケーキ、生野菜、南方産の果物など、体を冷やす陰性食品を好んで食べる
② お腹とくに臍より下が冷たい
③ 腹筋が弱い

もいわれるように、腸内ひいては、血液内を清浄に保ち、健康を保つには、まず「出す」ことが肝要である。

〈予防・治療法〉 ＊以下、1つでも2つでも実行できるものを励行すること。

① 小豆は、腸を温めるうえ、強力な緩下作用（利尿作用も）があるので、赤飯にしたりゆで小豆（52ページ）にして、しっかりと小豆を食べる。
② 黒ゴマは鉄分をはじめ、体を温めるミネラルを多く含み、食物繊維の含有量も多いので、ご飯に黒ゴマ塩（黒ゴマ8対自然塩2をフライパンで炒る）をふりかけて食べる。
③ 毎日、すりおろしリンゴ1～2個や乾燥プルーンを食べる。
④ ブドウは利尿作用と緩下作用があるので、旬にはしっ

かり食べる。

⑤ 海藻、豆、コンニャク、玄米など、食物繊維の多いものをしっかりとる。

⑥ アロエの葉5〜6枚を水洗いし、薄切りにしたものを鍋に入れ、コップ1〜2杯の水が半量になるまで煎じ、ハチミツを加えて飲む。

⑦ 次の生ジュースを2〜3回に分けて飲む(朝食代わりなら、1日1回でも可)。ホウレンソウは、胃腸の働きを活発にし、胃腸の大掃除をする。リンゴは、ペクチン(食物繊維)と腸の筋力を強めるカリウムを含む。アロエは、強力な緩下作用がある他、含有成分のアセマンナンは潰瘍の治癒促進、免疫力増強に役立つ。

ホウレンソウ　100g (またはアロエ50g)　↓　70cc (35cc)
リンゴ　1個 (約250g)　↓　200cc
人参　2本 (約400g)　↓　240cc
合計　510cc (475cc) コップ3杯弱

⑧ 腹筋は、排便に重要な働きをするので、毎日軽く腹筋運動をする。

頭痛、神経痛、筋肉痛、肩こり、リウマチなどの痛み

雨の降る前日や当日、また、寒い日や冷房の効いた部屋に長時間いたりすると、頭痛や筋肉痛、神経痛がひどくなる。そういうときは、入浴したり、患部を温湿布で温めると、痛みが軽減することが多いものだ。

漢方では「痛み」は「冷え」と「体内にたまった余分な水分＝水毒」が原因と考えるので、温めて余分な水分を汗や尿で出せば治る、ということになる。化学薬品の痛み止めは、その場の痛みは止めても、必ず解熱作用も併せもっているので、ますます体を冷し、さらなる激しい痛みを作る心配がある。

〈予防・治療法〉 ＊以下、1つでも2つでも実行できるものを励行すること。

① 生姜紅茶（19ページ）にクズ粉3gを入れて飲む（1日2〜4杯）。
② 玉ネギ半個を刻み、卵1個と一緒に茶碗に入れてかき混ぜ、その上に醬油と唐辛子を加えたものを熱いご飯にかけて食べる。
③ ネギを細かく刻み、みそと半々くらいに混ぜて、ドンブリに入れて熱湯を注ぎ、飲んで

頭痛、神経痛、リウマチなどになりやすい人

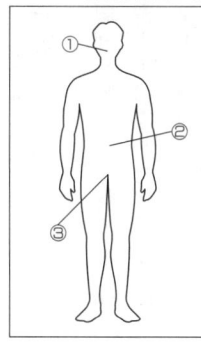

① お茶、水、コーヒーなど水分をたくさんとる
② お腹＝お中（体の中心）が冷たい（全身が冷えていることを表す）
③ 尿量が少ない

寝る。
④ ネギ加生姜湯を1日2〜3回飲む（108ページ）。
⑤ 生姜風呂やニンニク風呂、塩風呂（22ページ）に入る。
⑥ 生姜湿布（56ページ）を患部に施す。
⑦ 唐辛子チンキを痛みの部分に塗る。まず唐辛子3個を刻んで45℃のホワイトリカー1ℓを加えてびん詰めにし、冷暗所に1ヶ月保存した後、布でこす。それを痛みの部分に塗る。
⑧ 梅干しの果肉をつぶして、ガーゼに塗り、痛みの部分に貼る。

発熱

風邪や肺炎、気管支炎、胆のう炎などの感染症(炎症)をはじめ、ガン、膠原病、急性心筋梗塞、疲労などでも発熱する。

西洋医学では、発熱を悪いサインとみて解熱剤を使うことが多いが、自然医学的にみると、発熱は、体内の老廃物や血液の汚れを燃焼している状態と考える。その証拠に、発熱すると白血球の貪食、殺菌力は増強し、その結果、免疫力も増進する。よって、発熱するときは、水分とビタミンとミネラルを十分に補い、血液の浄化作用を助ける必要がある。発熱すると発汗が促され、老廃物が排泄され、自然に解熱してくるものだ。

葛根湯は、発汗を促して、老廃物を捨て、熱を下げる作用がある。

〈予防・治療法〉 *以下、1つでも2つでも実行できるものを励行すること。

① 生姜紅茶(19ページ)または、クズ粉3gを入れた生姜紅茶を1日3〜4杯飲む。
② 次の生ジュースを1日2〜3回に分けて飲む(朝食代わりなら、1日1回でもよい)。

発熱する前の状態

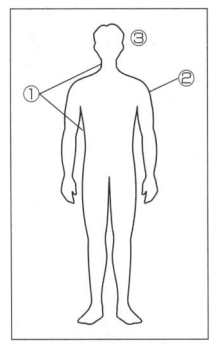

① 体、とくに項から背中にかけて冷えを感じる
② 体が震える(筋肉を動かして発熱を促す反応)
③ 冷え、疲れ、食べすぎなどの傾向がつづく

リンゴの有機酸(リンゴ酸)は消炎解熱作用、レモンのビタミンCには、白血球の働きを高める作用、キュウリには解毒作用と解熱作用がある。

人参　　2本(約400g)　→　240cc
リンゴ　1個(約250g)　→　200cc
キュウリ　1本(約100g)　→　80cc
レモン　半個(約50g)　→　35cc

合計　555cc(コップ3杯強)

肥満

巷では、肥満というと、体脂肪率が20％だの30％だのと、「脂肪の量」を気にする人が多い。しかし、体脂肪率は多くても30％台であるが、人体内の水分は60〜65％も存在するのだから、体重には水分の方が影響大ということになる。よって、「水を飲んでも、お茶を飲んでも太る」人がいるわけだ。

西洋医学では、「肥満は摂取カロリーが消費エネルギーより多いことが原因。つまり食べすぎである」といっとも簡単に決めつけている。しかし、漢方では、肥満とは「新陳代謝の障害」であり、もっと端的に表現すれば「排泄の低下」が原因であり、とくに水分の排泄の低下が原因であると考える。

水をビニール袋に入れて手で吊り下げると下の方が膨むが、女性の「下半身太り」や「大根足」も水の排泄が悪いためと思ってよい。

こうした排泄の低下をもたらしているのは、体温の低下である。1℃の体温の低下で約12％の代謝が落ちる。よって、36・5℃に満たない体温の人は、太りやすいということに

肥満になりやすい人

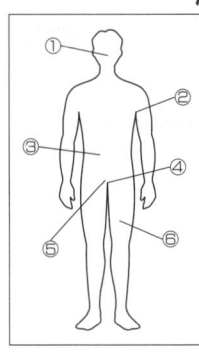

① 水、お茶、コーヒーなど水分の摂取が多い
② 35〜36℃の低体温
③ お腹が冷たい（とくに下腹部）
④ 尿の量が少ない
⑤ 便秘の傾向
⑥ 下半身太り、大根足の傾向

なるので注意が必要である。

〈予防・治療法〉 ＊以下、1つでも2つでも実行できるものを励行すること。

① 同じカロリーでも青・白・緑の食物を控え、赤・黒・橙（だいだい）の食物をとるとダイエット効果がある（次頁）。

② 海藻、豆、イモ、ゴマ、玄米、コンニャクなどを十分にとると食物繊維の働きで腸内の余分なコレステロール、中性脂肪、糖や老廃物、さらに水分も捨てられ、減量効果がある。

③ アリウム属の植物（ネギ、ニラ、ニンニク、玉ネギ、ラッキョウ）は血行をよくし、発汗を促して、減量効果を発揮する。

④ 生姜紅茶（19ページ）を1日3杯以上飲むと、発汗と利尿を促し、水太りを解消する。

太りやすい食物・やせやすい食物

青・白・緑＝太りやすい食物	赤・黒・橙＝やせやすい食物
牛乳	チーズ
うどん	そば
白ワイン・ビール	赤ワイン・黒ビール、日本酒
洋菓子	和菓子
緑茶	紅茶
白砂糖	黒砂糖
葉菜	根菜、海藻
南方産（バナナ、パイナップル、メロン、トマト、スイカ）カレー	北方産（リンゴ、サクランボ、ブドウ、プルーン）
酢、マヨネーズ	塩、醤油、みそ
白身（脂肉）	赤味（肉、魚）、魚介（エビ、カニ、イカ、タコ、貝）
	つくだに、つけもの

⑤ 次の生ジュースを2～3回に分けて飲む（朝食代わりなら1日1回で飲んでもよい）。キュウリは利尿作用により水分を捨てる。

人参　　2本（約400g）↓ 240cc
リンゴ　1個（約250g）↓ 200cc
キュウリ 1本（約100g）↓ 80cc
　　　　合計　520cc（コップ3杯弱）

⑥ 労働やスポーツをして筋肉を動かすと、余分な水分を消費し、体熱を産生して代謝をよくし、減量効果を発揮する。

⑦ 入浴、サウナなどで発汗すると、水分が排泄されると同時に、気化熱で体内のカロリーが使われ、減量の助けになる。

精力減退、前立腺の病気、夜間頻尿

俗に陰茎のことを「3本目の足」という。そのため、足腰の筋肉が衰え下半身がさびしくなってくると陰茎の力（精力）が衰え、老化が始まり、種々の病気にかかりやすくなる。

人間の下半身に相似するのは植物の根である。だから老化、インポテンツ、頻尿、前立腺の病気（肥大、ガン）など、下半身の臓器の機能低下で起きる症状には、漢方では、ヤマイモや根の生薬から成る八味地黄丸を処方する。俗に「人参2時間、ゴボウ5時間、ヤマイモたちまち」といわれるのも、なかなか真理をついているということになる。

ヨーロッパでは、ボクサー、競輪選手など体力の消耗の激しいスポーツ選手、夜のプレイボーイには玉ネギ（やはり根の野菜）が愛用されているという。玉ネギに限らず、ニラ、ニンニク、ネギ、ラッキョウなどアリウム属の野菜には、興奮、催淫（さいいん）作用があることが、科学的に明らかにされている。また、セックスミネラルといわれる亜鉛を多量に含むカキ、エビ、生姜などを多食することも強壮・強精につながる。

余談であるが、バイアグラという精力増強剤は血管を拡張して陰茎への血流をよくし、

精力減退になりやすい人

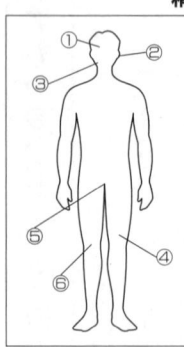

① 老眼、疲れ目
② 難聴、耳鳴り
③ 歯の喪失
④ 下半身の筋力が落ち、下半身が細くさびしくなる（腎虚）
⑤ 頻尿、尿の勢いがなくなる
⑥ 下肢のこむら返り

この検査値が該当する

- PSA：4.0以上になると前立腺ガンの検査を受ける必要がある

勃起力を上げるという薬である。そのため、狭心症や心筋梗塞などのために、血管拡張剤を常用している人がバイアグラを服用すると、血管が拡張しすぎて血圧が下がり、心不全などの事故が時々起こるわけだ。精力増強、頻尿、前立腺肥大の改善には、なるべくバイアグラにたよることなくウォーキング、スクワットや種々のスポーツで下半身を鍛えることが肝要である。

なお、前立腺は、膀胱に隣接している男性生殖器で精液の一部を産生している。一日中座っている人、運転手など前立腺（股間部）を圧迫する座位を長時間つづけている人に、前立腺炎や肥大は多い。また前立腺ガンの原因は男性ホルモンの過剰である。男性ホルモンの原料はコレステロールなので肉、卵、牛乳、バターなどは控えめにすることが、予防には肝要である。

〈予防・治療法〉 ＊以下1つでも2つでも実行できることを励行すること。

① 麦トロやトロロソバを常食する
② 黒ゴマは五大栄養素をすべてバランスよく存分に含むうえに、血行をよくする強壮・強精食品であるし、カキはセックスミネラルの亜鉛を含むので、大いに利用する。

1　黒ゴマ塩（101ページ）をご飯にかけて食べる
2　黒酢入り黒ゴマを作る。黒酢適量に半分量の黒ゴマを加え、約1ヶ月放置。その後、スプーン2杯程度を毎日飲む

③ 生ガキやカキ鍋をカキの季節には常食する（他に、エビにも強壮作用あり）。
④ 玉ネギをみじん切りにしてカツオ節と醤油をかけて食べる。
⑤ セックスミネラルの亜鉛を多量に含む生姜紅茶（19ページ）、生姜湯（71ページ）を愛飲する。
⑥ ヤマイモ酒やニンニク酒を就寝前に飲む。
⑦ 次の生ジュースを2〜3回に分けて飲む（朝食代わりなら1日1回で飲んでも可）。

人参　2本（約400g）　　↓　240cc

リンゴ　1個（約250g）　　　　↓　200cc
セロリ　100g（または生姜15g）　↓　70cc（10cc）

合計　510cc（450cc）コップ3杯弱

⑧下半身の血行をよくするため、日頃よりウォーキング、入浴前にはスクワットを励行する。

4 健康診断は「見る」のではなく「読む」

健康診断は必要条件だが十分条件ではない

ここまで見てきたように、病気のサインを自分で診断し、自分で治すことが、病気を防ぎ、病気になってもそれを早期に治療するための一番の方法である。

さて、会社で行われる健康診断や人間ドックなどの検査はどのように活用していけばよいか。健康診断のメリット・デメリットを説明しつつ、検査データを利用して、より健康状態を理解する方途を探ってみたい。

健康診断や人間ドックでなんの異常もなかった人が、突如亡くなったという話を何度も耳にしたことがある。

私の友人の歯科医も、毎年2回も受けていた人間ドックで、いつも異常なしですこぶる元気だったのに、最後の人間ドックから3ヶ月目のある日に血便があり、外科で診てもらったところ、大腸ガンの末期であると診断され、その3ヶ月後、転移性肝ガンによる肝不全で亡くなった。

対照的に、GOTやGPTなど肝機能を表す数値が300以上と正常値の6倍以上もあり、医師から何回も入院をすすめられたのに従わず、平気の平佐で、10年以上もピンピンとして仕事をしている人もいる。

私のクリニックで、2005年末まで事務長をしていたT氏（68歳）は、180cm、100kgもあろうかという大男で、毎日かなりの酒を飲み、そのうえヘビースモーカー、運動はまったく何もせず、朝から肉やベーコンを食べる……という人物だった。一般の医学からみると、生活習慣病の問屋になってもよさそうな生活習慣と体型をしていたが、健康診断の成績はいつもまったく異常が出ない。

Tさんに、「あのスポーツマンの長嶋監督でさえ、脳梗塞で倒れられたのに、Tさんはこれだけ不摂生をしながら、健康診断に異常がないのは不思議ですね」と言ったところ、ただ嬉しそうに少し勝ち誇ったような感じで、ニヤニヤとしていた。

このように、「健康診断」は健康生活を送るうえでの必要な情報を多く教えてくれるものの、それだけではわからない情報も存在する。つまり、反対にいえば、把握できないこともかなりあるということである。

この章では、検査値をどのように読み、病気を診断していけばよいか実例を挙げながら説明し、同時に、我々現代人がもつ検査への「心構え」も考えていく。

血液の諸検査値の詳しい内容については後述（5章）するが、それぞれの血液検査の簡単な意味を左表にまとめた。この数値の意味をもとに、142ページからのA〜F氏の検査結果を見ていただく。

血液検査だけからでも体の中の状態（肝臓病、糖尿病、高脂血症、高尿酸血症＝痛風など）だけでなく、会社でのストレス、運動不足、アルコールの飲みすぎなども推測することができるのである。

検査値の早見表

		基準値	補足
栄養状態	総タンパク	6.5～8.0g/dl	
	アルブミン	3.8～5.3g/dl	低いほど、栄養状態が悪い
	A/G	1.6～2.4	
肝機能検査	①肝細胞の破壊の状態を示す		
	GOT	10～40IU/ℓ	高いほど、肝炎や肝硬変、肝臓ガンなどで肝細胞が破壊されていることを示す
	GPT	5～45IU/ℓ	
	LDH	200～450IU/ℓ	
	②胆道の状態（肝内胆管～胆のう～十二指腸までの胆道）		
	LAP	30～70IU/ℓ	高いほど、胆石や胆道ガン、胆のう炎、肝炎などにより、胆汁の流れが悪いことを示す。γ-GTPは、アルコール過剰で上昇する
	ALP	70～250IU/ℓ	
	γ-GTP	♂0～60IU/ℓ ♀0～35IU/ℓ	
	③肝細胞の力を示す		
	コリンエステラーゼ	3.7～7.8×10³	肝臓の力を表し、低いと肝機能低下、逆に脂肪肝では上昇する
腎機能検査	尿素窒素	8～21mg/dl	高いと腎機能が悪いためにこうした血液中の老廃物を尿として十分排泄できていないことを示す。尿酸の単独上昇は痛風の可能性を示唆する
	クレアチニン	0.7～1.3mg/dl	
	尿酸	♂3.5～7.9mg/dl ♀2.6～6.0mg/dl	
脂質	総コレステロール	120～220mg/dl	高いと動脈の内壁や肝細胞に脂肪分が沈着し、動脈硬化（ひいては血栓症）や脂肪肝を起こしやすい
	HDLコレステロール	♂40～70mg/dl ♀45～75mg/dl	
	中性脂肪	50～150mg/dl	
炎症反応その他	CRP	0.6mg/dl以下	0.6以上は、炎症の存在を示す
	RA	（－）	（＋）は、リウマチの素因を表す
すい臓機能検査	血糖	60～110mg/dl	高いと糖尿病
	アミラーゼ	55～210mg/dl	高いとすい炎、すい臓ガンなどによる、すい臓の細胞の破壊を表す
	HbA₁c	4.0～6.0%	2～3ヶ月の血糖の平均で、高いと糖尿病
肝炎の種類	HBs抗原	（－）	（＋）はB型肝炎の感染を表す
	HBs抗体	（－）	（＋）は肝炎ウイルスに対する抗体の出現を表す＝病気の自然治癒
	HCV抗体	（－）	（＋）はC型肝炎ウイルスの感染を表す
腫瘍マーカー	CEA	5ng/mℓ以下	肺・大腸・肝・乳などのガンで上昇する
	CA125	35U/mℓ以下	卵巣ガンで上昇する
	AFP	10ng/mℓ以下	原発性肝ガンで上昇する
	PSA	4ng/mℓ以下	高値は前立腺ガンの疑い
血球	赤血球	♂430～570万/mm³ ♀370～500万/mm³	少ないと貧血、多いと多血症
	血色素	♂13.5～17.5g/dl ♀11.3～15.2g/dl	少ないと貧血、多いと多血症
	白血球	4000～8000/mm³	多いと炎症の存在、極端に多いと白血病の疑い
	血小板	12～35万/mm³	多いと血栓ができやすく、少ないと出血しやすい
血沈	血沈	♂0～10mm ♀0～15mm	多いとなんらかの病気が存在する

※基準値は診断の目安となるもので、医療機関によって異なります。

健康診断結果はこう読むA氏（45歳・会社員）

まずは現代文明病の問屋のようなA氏の健康診断結果をもとに、血液検査の読み方を見ていこう。

A氏の検査値と45歳で会社員という情報から、課長から次長の中間管理職で、上下の板ばさみでストレスも多いと考えられる。それに運動不足、そして、毎夜の接待での飲酒などが、このデータから推測される。

詳しく検査結果を見ていくと、以下のことが読み取れる。

① 170cmで82kgは明らかな肥満である。

② GOT、GPT、LDHなど、肝細胞由来の酵素が高値なので、肝炎または、肝障害がある。

③ LAP、ALP、γ-GTPなど胆道系酵素が高く、とくにγ-GTPが飛び抜けて高いので、飲酒過剰によってγ-GTPが上昇し、その結果、胆汁の流れも悪くなり、LAP、ALPが上昇していると考えてよい。それが、肝実質細胞にも影響をおよぼし、

◎A氏（45歳・会社員） 170cm、82kg

		基準値	A氏の測定値
栄養状態	総タンパク	6.5～8.0	8.5
栄養状態	アルブミン	3.8～5.3	4.8
栄養状態	A/G	1.6～2.4	1.6
肝機能検査 / 肝細胞の状態	GOT	10～40	80
肝機能検査 / 肝細胞の状態	GPT	5～45	96
肝機能検査 / 肝細胞の状態	LDH	200～450	520
肝機能検査 / 胆道の状態	LAP	30～70	80
肝機能検査 / 胆道の状態	ALP	70～250	300
肝機能検査 / 胆道の状態	γ-GTP	♂0～60 / ♀0～35	250
肝の力	コリンエステラーゼ	$3.7～7.8×10^3$	$10.5×10^3$
腎機能検査	尿素窒素	8～21	17
腎機能検査	クレアチニン	0.7～1.3	1.1
痛風	尿酸	♂3.5～7.9 / ♀2.6～6.0	8.6
脂質	総コレステロール	120～220	250
脂質	HDLコレステロール	♂40～70 / ♀45～75	45
脂質	中性脂肪	50～150	285
炎症反応他	CRP	0.6以下	0.1
炎症反応他	RA	（−）	（−）

		基準値	A氏の測定値
すい臓機能	血糖	60～110	130
すい臓機能	アミラーゼ	55～210	180
すい臓機能	HbA_1c	4.0～6.0%	6.5
肝炎の種類	HBs抗原	（−）	（−）
肝炎の種類	HBs抗体	（−）	（−）
肝炎の種類	HCV抗体	（−）	（−）
腫瘍マーカー	CEA	5 ng/ml以下	2.0
腫瘍マーカー	CA125	35U/ml以下	
腫瘍マーカー	AFP	10ng/ml以下	
血球	赤血球	♂430～570 / ♀370～500	588
血球	血色素	♂13.5～17.5 / ♀11.3～15.2	18.0
血球	白血球	4000～8000	9600
血球	血小板	12～35万	30万
血沈			
その他	鉄	♂60～200 / ♀55～180	

《診断》
(1)アルコール性肝障害（脂肪肝）
(2)高脂血症　　(3)高尿酸血症
(4)糖尿病

② のGOT、GPT、LDHの上昇を引き起こしたものと考えられる。
④ 中性脂肪とコリンエステラーゼが高いのは脂肪肝の所見である。
⑤ 他に、総タンパク、コレステロール、尿酸も高値なので、栄養過剰状態である。
⑥ 栄養過剰が反映して、赤血球や血色素も多い。白血球が多いのは、肥満のため体内に老廃物がたくさんたまっているからだろう。
⑦ CEA、AFPは正常なので、胃腸や肝臓のガンはなさそうである。
つまり、飲酒過剰（と宴席での栄養摂取過剰も手伝って）でγ－GTPが上がり、中性脂肪も増加し、脂肪肝になっている。また尿酸の値から見て、いつ痛風が起こってもおかしくない状態である。
また、血糖とHbA₁cが高いので、糖尿病になっていると考えてよい。よって、この血液検査から次の診断がつけられる。

（1）アルコール性肝障害（脂肪肝）
（2）高脂血症
（3）高尿酸血症

(4) 糖尿病

このように、A氏は血液検査から種々の診断が明確についた。しかし、先に述べたように、健康診断で「異常なし」であったのに、急死したりすることもある。

こうした血液検査は、体を構成している肝臓、腎臓、心臓などの臓器(細胞)が破壊された結果、そこから逸脱してくる酵素の多寡(主に増加)や、炎症が起きた結果産生されたCRPなどの異常タンパクの出現などによって診断されるので、かなり症状が進行しないと異常値が表れないことが多いのだ。

また、X線検査やCT、MRI、超音波(エコー)などの検査も、病気という結果を写し出しているのであるから、血液検査と同様の欠点をもっている。

この点に注意しつつ、私と一緒に、以下のB〜F氏の検査値も診断してみてほしい。

貧血でタンパク質が少ないのに血中脂質が多いBさん(38歳・主婦)

① 総タンパクとアルブミンとコリンエステラーゼが低いことにより、やや栄養状態が低下

Bさんの検査結果から推測できるのは、次のようなことである。

している。

② それなのに、総コレステロールと中性脂肪は高く、こちらは、"栄養過剰"状態を示しているので、①とは矛盾している。

③ RA（＋）なので、リウマチの素質がある。

④ 赤血球の数は十分にあるのに、血色素が少なく、体内に鉄が欠乏していることがわかる。

以上から次のようなことが考えられる。

RA（＋）は関節リウマチ、SLEなどの膠原病などで陽性になるが、まったく病気もなくRA値が（＋）の人は、"冷え性"の人が多いということを、私は30年の臨床経験で気づいている。Bさんも、「冷え性」の可能性が高い。

また、④からは、もし、胃潰瘍や痔などで出血をして、鉄分を失う疾患が存在しないならば、子宮筋腫の疑いが強いと推測できる。筋腫が大きくなるとき、鉄分を消費し、このように鉄欠乏性貧血のタイプになるからだ。

よって診断は、このようになる。

（1） 鉄欠乏性貧血

◎Bさん（38歳・主婦） 158cm、53kg

		基準値	Bさんの測定値
栄養状態	総タンパク	6.5〜8.0	6.4
	アルブミン	3.8〜5.3	3.7
	A/G	1.6〜2.4	1.2
肝機能検査	肝細胞の状態 GOT	10〜40	30
	GPT	5〜45	20
	LDH	200〜450	308
	胆道の状態 LAP	30〜70	50
	ALP	70〜250	120
	γ-GTP	♂0〜60 ♀0〜35	8
	肝の力 コリンエステラーゼ	3.7〜7.8×10³	3.5×10³
腎機能検査	腎機能 尿素窒素	8〜21	12
	クレアチニン	0.7〜1.3	1.0
	痛風 尿酸	♂3.5〜7.9 ♀2.6〜6.0	2.8
脂質	総コレステロール	120〜220	250
	HDLコレステロール	♂40〜70 ♀45〜75	50
	中性脂肪	50〜150	250
炎症反応他	CRP	0.6以下	0.3
	RA	(−)	(+)

		基準値	Bさんの測定値
すい臓機能	血糖	60〜110	70
	アミラーゼ	55〜210	120
	HbA₁c	4.0〜6.0%	5.0
肝炎の種類	HBs抗原	(−)	(−)
	HBs抗体	(−)	(−)
	HCV抗体	(−)	(−)
腫瘍マーカー	CEA	5 ng/ml以下	
	CA125	35U/ml以下	
	AFP	10ng/ml以下	
血球	赤血球	♂430〜570 ♀370〜500	402
	血色素	♂13.5〜17.5 ♀11.3〜15.2	9.0
	白血球	4000〜8000	4200
	血小板	12〜35万	15万
血沈			
その他	鉄	♂60〜200 ♀55〜180	30

《診断》
(1)鉄欠乏性貧血
(2)高脂血症
(3)栄養不良
(4)子宮筋腫の疑い

(2) 高脂血症
(3) 栄養不良
(4) 子宮筋腫の疑い

しかし、ひとつ問題点がある。貧血で、タンパク質もアルブミンも少ないので、この人は冷え性で、あまり体力のない女性と推測できるが、②で指摘しているように、コレステロールや中性脂肪が多い点が、現代医学では説明がつかない。

そこで、漢方的考えの出番となる。コレステロールや中性脂肪は、体内のエネルギー源で、石油ストーブでいえば灯油に当たるものだ。よって、冷え性の人は、十分にエネルギー源である脂肪を燃やせないので、血中にコレステロールや中性脂肪が残っている、と考えてよいわけである。

そこで、Bさんがこれからやるべきことは、次のとおり。

① 小豆、黒豆、ホウレン草、プルーン、浅草のり、魚の血合肉、ワカメ、コンブ、黒砂糖など、色が濃くて、鉄分を多く含む食物を十分にとること。

② よく歩いたり、スポーツをやって、筋肉を鍛えて、体熱の産生を図り、冷え性を改善す

③ みそ、醬油、メンタイコ、チリメンジャコ、塩ジャケなど、塩気の多い食べ物を十分にとり、体を温めること。

④ 風呂やサウナを十分に利用し、体を温めること。

糖尿病による腎不全、貧血の可能性があるC氏（65歳・会社社長）

C氏の検査結果から読み取れることは、以下のことである。

① 血糖が高値、HBA_1cが高いことから、糖尿病もかなり重症であることが推測される。アミラーゼも高いので、すい臓の働きも少し弱っているようだ。

② 尿素窒素、クレアチニン、尿酸もかなり高いので、糖尿病性腎症で、腎不全になりかけている。

③ 腎症のため、尿からタンパクがもれ、血液中はタンパクが5・9g/dl、アルブミンが3・5g/dlと不足している。そのため血がサラサラになりすぎ、むくんでくるので、血液の粘稠度を保つために、総コレステロールが上昇していると考えてよい。コリンエ

ステラーゼも低く、低栄養の状態である。

④赤血球や血色素が少ないのも、糖尿病腎臓病という慢性病が長くつづくことで、貧血が起きていると考えられる。

⑤ただし、白血球が12000/㎜³と増えており、CRPが2・1mg/dℓと高値になっているのをみると、糖尿病によって免疫力低下になったところで、たまたま、細菌感染を起こし、扁桃腺炎か気管支炎を起こしていると考えられる。

⑥γ-GTPが高いのは、今でも少し多めに飲酒をされていると考えてよい。そうでないなら、胆汁の流れが悪く、肝機能障害が始まっていると考えてよい。

⑦コレステロール、中性脂肪が多く、HDL（善玉コレステロール）が少ないので、脳梗塞や心筋梗塞などの血管病が近々起こってくる心配がある。

⑧CEAが高いので、胃腸、胆のう、肺などに、ガンが発生している可能性があるが、CEAは、ヘビースモーカーの人や、糖尿病でも上昇してくることがあるので、多分、糖尿病による上昇と考えられる。糖尿病は相当に進んでいるものと考えられるので、覚悟と気合を入などが推測できる。

◎C氏（65歳・会社社長） 165cm、55kg

		基準値	C氏の測定値
栄養状態	総タンパク	6.5〜8.0	5.9
	アルブミン	3.8〜5.3	3.5
	A/G	1.6〜2.4	0.7
肝機能検査 / 肝細胞の状態	GOT	10〜40	38
	GPT	5〜45	40
	LDH	200〜450	520
肝機能検査 / 胆道の状態	LAP	30〜70	48
	ALP	70〜250	150
	γ-GTP	♂0〜60 ♀0〜35	75
肝の力	コリンエステラーゼ	3.7〜7.8×10³	2.8×10³
腎機能検査 / 腎機能	尿素窒素	8〜21	40
	クレアチニン	0.7〜1.3	3.6
腎機能検査 / 痛風	尿酸	♂3.5〜7.9 ♀2.6〜6.0	8.3
脂質	総コレステロール	120〜220	296
	HDLコレステロール	♂40〜70 ♀45〜75	35
	中性脂肪	50〜150	170
炎症反応他	CRP	0.6以下	2.1
	RA	(−)	(−)

		基準値	C氏の測定値
すい臓機能	血糖	60〜110	250
	アミラーゼ	55〜210	280
	HbA₁c	4.0〜6.0%	8.8
肝炎の種類	HBs抗原	(−)	(−)
	HBs抗体	(−)	(−)
	HCV抗体	(−)	(−)
腫瘍マーカー	CEA	5 ng/ml以下	8.0
	CA125	35U/ml以下	
	AFP	10ng/ml以下	
血球	赤血球	♂430〜570 ♀370〜500	368
	血色素	♂13.5〜17.5 ♀11.3〜15.2	11.2
	白血球	4000〜8000	12000
	血小板	12〜35万	13万
血沈			
その他	鉄	♂60〜200 ♀55〜180	

《診断》

(1) 糖尿病
(2) 糖尿病性腎障害
(3) 胆汁うっ滞性肝障害

れて治療に専念される必要がある。C氏の診断名をまとめると、以下になる。

(1) 糖尿病
(2) 糖尿病性腎障害
(3) 胆汁うっ滞性肝障害

そこで、日頃から、以下の点を心がけていただきたい。

① 毎日、1万歩を目指して歩くこと。
② よくかみ小食にすること。

朝は人参・リンゴジュースと生姜紅茶（19ページ）をそれぞれ1～2杯ずつ飲むだけの「朝だけ断食」、昼はそば（できればトロロソバ）、夕食も「美食」でよいから小食にしてよくかむ（ジュースは、玉ネギを2～3枚入れると、グルコキニンという血糖降下物質が入っているので、さらに効果が高まる）。

「そば」に含まれるミネラルのバナジウムは血糖降下作用がある他、ヤマイモにも同様の効果がある。

栄養状態が一見良好だがガンの恐れがあるD氏（48歳・会社員）

D氏の検査結果からは、以下のことが読み取れる。

① GOT、GPT、LDH、LAP、ALP、γ-GTPなど、肝機能値が高いことより、肝臓障害があることは明らかだ。

② コリンエステラーゼとアルブミンがかなり低値なので、肝機能、つまり肝臓の力がかなり落ちていると推測される。

③ それなのに、総タンパクは基準値より多く、栄養状態が良好のように一見思えるが、A/G比が小さいので、アルブミンは少なく、γ-グロブリンが多いという「慢性病」状態が長引いたパターンである。

④ コレステロールは肝臓で合成されるので、総コレステロールが少ないことも、やはり肝機能＝肝臓の力が低下していることを表す。

⑤ HCV抗体が（＋）なので、肝障害はC型肝炎が原因とわかる。

⑥ 腫瘍マーカーで、消化器（胃腸、肝、すい臓）ガンで上がるCEAが高値なこと、原発性

◎D氏（48歳・会社員） 170cm、58kg

		基準値	D氏の測定値
栄養状態	総タンパク	6.5～8.0	8.5
	アルブミン	3.8～5.3	3.0
	A/G	1.6～2.4	0.6
肝機能検査	肝細胞の状態 GOT	10～40	238
	GPT	5～45	82
	LDH	200～450	1500
	胆道の状態 LAP	30～70	120
	ALP	70～250	420
	γ-GTP	♂0～60 ♀0～35	150
	肝の力 コリンエステラーゼ	3.7～7.8×10³	1.2×10³
腎機能検査	腎機能 尿素窒素	8～21	18
	クレアチニン	0.7～1.3	1.2
	痛風 尿酸	♂3.5～7.9 ♀2.6～6.0	6.8
脂質	総コレステロール	120～220	102
	HDLコレステロール	♂40～70 ♀45～75	28
	中性脂肪	50～150	130
炎症反応他	CRP	0.6以下	1.0
	RA	(－)	(－)

		基準値	D氏の測定値
すい臓機能	血糖	60～110	102
	アミラーゼ	55～210	200
	HbA₁c	4.0～6.0%	5.5
肝炎の種類	HBs抗原	(－)	(－)
	HBs抗体	(－)	(－)
	HCV抗体	(－)	(＋)
腫瘍マーカー	CEA	5 ng/ml以下	28
	CA125	35U/ml以下	
	AFP	10ng/ml以下	150
血球	赤血球	♂430～570 ♀370～500	350
	血色素	♂13.5～17.5 ♀11.3～15.2	11.8
	白血球	4000～8000	2500
	血小板	12～35万	8万
血沈			
その他	鉄	♂60～200 ♀55～180	

診断
(1)肝硬変
(2)原発性肝臓ガン

肝臓ガンで、特異的に上昇するAFPが高値なことより、残念ながらD氏の診断は「原発性肝ガン」として、ほぼ間違いない。GOTの値がGPTの値の約3倍というのも、この診断を支持する根拠になる。またCEAも高いので、胆道や胃腸のガンも疑われる。

⑦貧血（赤血球、血色素の低下）があるのも、正色素性のガン性貧血と考えられるし、白血球や血小板が少ないのは、肝ガンになる前に、恐らく肝硬変の時期を経過しており、肝硬変による脾腫のために、白血球、血小板の破壊が亢進したものと考えてよい。

この診断は、次のとおり。

（1）肝硬変
（2）原発性肝臓ガン

できるだけ大きな病院で、確診をつけてもらうことが、まず大切である。

RA（＋）と白血球減少で「陰性体質」のEさん（35歳・主婦）

Eさんの血液検査では、白血球が2900㎜³と少なく、RA（＋）以外は異常が見られない。しかし、漢方的診断では以下のことがいえる。

① RA（+）は、先にも述べたように「冷え症」を表しており、体を冷やしたり、水分をとりすぎたりすると、リウマチや膠原病になりやすいことを示唆している。
② 白血球減少も、体内のエネルギー不足、つまり、漢方でいう陰性体質を表していると考えられる。

よって、Eさんの診断は、次のものになる。

（1）白血球減少症
（2）リウマチ反応陽性

この診断から、Eさんは低血圧、朝方だるい、寝起きが悪い、胃腸の調子が悪い、生理痛や偏頭痛があるなどのいくつか（または全部）の症状が存在すると推測される。よって、

① 水分のとりすぎを控える。
② 生野菜、くだもの、牛乳、ビール、カレー、コーヒー、洋菓子（ケーキ）などの陰性食品はなるべく控える。
③ 塩、みそ、醬油、メンタイコ、赤味の肉、チーズ、卵、魚介類、ご飯に黒ゴマ塩、漬ものなどの陽性食品をしっかりとる。

◎Eさん（35歳・主婦） 161cm、47kg

		基準値	Eさんの測定値
栄養状態	総タンパク	6.5〜8.0	6.6
	アルブミン	3.8〜5.3	3.8
	A/G	1.6〜2.4	1.8
肝機能検査 / 肝細胞の状態	GOT	10〜40	24
	GPT	5〜45	20
	LDH	200〜450	300
肝機能検査 / 胆道の状態	LAP	30〜70	62
	ALP	70〜250	180
	γ-GTP	♂0〜60 / ♀0〜35	10
肝の力	コリンエステラーゼ	3.7〜7.8×10³	4.1×10³
腎機能検査 / 腎機能	尿素窒素	8〜21	19
	クレアチニン	0.7〜1.3	1.1
腎機能検査 / 痛風	尿酸	♂3.5〜7.9 / ♀2.6〜6.0	3.0
脂質	総コレステロール	120〜220	206
	HDLコレステロール	♂40〜70 / ♀45〜75	46
	中性脂肪	50〜150	100
炎症反応他	CRP	0.6以下	0.1
	RA	(−)	(+)

		基準値	Eさんの測定値
すい臓機能	血糖	60〜110	100
	アミラーゼ	55〜210	
	HbA₁c	4.0〜6.0%	
肝炎の種類	HBs抗原	(−)	
	HBs抗体	(−)	
	HCV抗体	(−)	
腫瘍マーカー	CEA	5 ng/mℓ以下	25
	CA125	35U/mℓ以下	
	AFP	10ng/mℓ以下	
血球	赤血球	♂430〜570 / ♀370〜500	377
	血色素	♂13.5〜17.5 / ♀11.3〜15.2	11.5
	白血球	4000〜8000	2900
	血小板	12〜35万	18万
血沈			
その他	鉄	♂60〜200 / ♀55〜180	90
	ナトリウム	135〜145	
	クロール（塩素）	98〜108	

《診断》
(1)白血球減少症
(2)リウマチ反応陽性

④ 1日に、2～3回生姜紅茶（19ページ）または生姜湯（71ページ）を飲む。
⑤ 1日1万歩を目標に歩く。スクワットも励行する。
⑥ 入浴もゆっくりとし、体を温める。

以上を励行する必要がある。

お酒を飲まない人の「脂肪肝」 F氏（44歳・会社員）

F氏は、167cm、63kgと中肉中背で、けっして太ってはいない。しかし、ここ2～3ヵ月全身がだるく、会社の健康診断で「脂肪肝」と診断されたといって私のクリニックに来院された。

まず検査結果を見て、目を疑った。中性脂肪が300～400mg/dℓでも驚くのに、Fさんは1200mg/dℓもある。コレステロールも350mg/dℓと、日本人としてはかなり多いうえに、動脈硬化を予防する善玉のHDLコレステロールは25mg/dℓと少ない。

F氏の検査結果からは、次のことがわかる。

① GOT、GPTなど肝機能値が上昇しているし、コリンエステラーゼ値も高く、γ-G

◎F氏（44歳・会社員） 167cm、63kg

		基準値	F氏の測定値
栄養状態	総タンパク	6.5～8.0	7.5
	アルブミン	3.8～5.3	5.0
	A/G	1.6～2.4	1.8
肝機能検査	肝細胞の状態 GOT	10～40	45
	GPT	5～45	55
	LDH	200～450	420
	胆道の状態 LAP	30～70	60
	ALP	70～250	180
	γ-GTP	♂0～60 ♀0～35	150
	肝の力 コリンエステラーゼ	3.7～7.8×10³	9.1
腎機能検査	腎機能 尿素窒素	8～21	17
	クレアチニン	0.7～1.3	1.2
	痛風 尿酸	♂3.5～7.9 ♀2.6～6.0	7.2
脂質	総コレステロール	120～220	350
	HDLコレステロール	♂40～70 ♀45～75	25
	中性脂肪	50～150	1200
炎症反応他	CRP	0.6以下	0.3
	RA	(-)	(-)

		基準値	F氏の測定値
すい臓機能	血糖	60～110	140
	アミラーゼ	55～210	
	HbA₁c	4.0～6.0%	6.5
肝炎の種類	HBs抗原	(-)	(-)
	HBs抗体	(-)	(-)
	HCV抗体	(-)	(-)
腫瘍マーカー	CEA	5 ng/ml以下	2.5
	CA125	35U/ml以下	
	AFP	10ng/ml以下	
血球	赤血球	♂430～570 ♀370～500	390
	血色素	♂13.5～17.5 ♀11.3～15.2	12.5
	白血球	4000～8000	6000
	血小板	12～35万	11万
血沈			
その他	鉄	♂60～200 ♀55～180	
	ナトリウム	135～145	
	クロール（塩素）	98～108	

《診断》
(1)脂肪肝
(2)糖尿病

TPもかなり高いので、現代医学的には、アルコールの摂取過剰による肝機能障害（脂肪肝）と診断できる。

②また、血糖とHbA₁cも高く、糖尿病にもかかっている。

よって診断名は以下になる。

（1）脂肪肝
（2）糖尿病

しかし、本人に、「お酒は毎日どのくらい飲むのですか」と聞いてみると、せいぜいビール1本とのこと。これでは、①のアルコール性脂肪肝という診断はおかしいことになる。

外資系の会社に勤めていて、毎日忙しく、商談中はコーヒーばかり飲み、仕事中も生水、緑茶を飲み、ご飯は1日2食でさほど食べないというし、肉、卵、牛乳は嫌いで和食中心だという。

この人の脂肪肝、γ―GTPの上昇は、水分過剰の水毒によって胆汁の流れが悪くなったのが原因であり、同じく水分による冷えのために、体内の脂肪やコレステロールの燃焼が妨げられて、高脂肪になっていると考えられる。血糖値の上昇も同じ理由からである。

F氏はまた、顔色も青白く、陰性体質である。高脂血症で血がベトベトしているので、脳血栓や心筋梗塞を防ぐために、赤血球や血小板も少なくなっているようだ。

F氏には、次のことを気をつけるように言った。

① スポーツをすること。定期的にやるのが無理ならば、通勤の行き帰りに一駅前で降りて歩くこと。
② 少しでも暇があればサウナに行って発汗し、体を温めること。
③ 水分は紅茶にハチミツ、またはお茶に梅干しなど、温める工夫をして飲むこと。

それを励行したF氏は、その後、就寝中にも起き出してコップ3杯も水を飲むほどだった口渇がなくなり、逆に、排尿がよくなって体が温まり、体重が1ヵ月で1kg、3ヵ月で5kg減って、倦怠感もなくなった。3ヵ月後には、GOT、GPTが40、42と正常化し、γ−GTPは70IU／ℓに、総コレステロールは240mg／dℓに、中性脂肪に至っては130mg／dℓと、約10分の1まで低下した。血糖値も下がり、98mg／dℓになった。

F氏は、余分な水分が体を冷やし、新陳代謝を低下させて、見かけ上の栄養過剰・高脂血症・高血糖を起こしていた例である。

西洋医学との上手な付き合い方

以上A～F氏の実例で診断してきたように、西洋医学の検査結果の意味を把握し、漢方的な診断・治療と合わせて用いることができれば一番望ましい形だ。

というのも、漢方（東洋医学）的な診断には、ある程度の経験を必要とするが、西洋医学的な検査結果から行う診断は、その意義を理解しさえすれば、素人でも容易に健康状態を診断できるという利点があるからである。

GOT、GPT、LAP、ALP、γ-GTP値の上昇から、肝機能障害があることは、素人にも診断できる。そこからさらに肝炎か肝臓ガンか肝硬変であるかを推測するのは専門家（医師）にしかできないときもあるが、肝臓に問題があることだけは、素人でもすぐに推測できる。

また、最近はCEA、AFP、PSAなどの血液中の非常在タンパクの存在により、大腸ガン、肝臓ガン、前立腺ガンの存在を疑うこともできるようになった。

そうした特定の臓器の病気を推測させる検査値以外にも、CRPの上昇は部位を特定で

きなくても、体内に肺炎や胆のう炎などの炎症性疾患が存在することがわかるし、貧血（赤血球の減少）や血沈の亢進は、なんらかの慢性の病気が潜在していることが疑われる。また寿命予知タンパク質ともいわれるアルブミンは、少ないと生命の予後が長くないと推測できる、というような、体内の根源的な健康、不健康の状態を知ることもできる。

興味のある方は、5章に記した血液検査の意味を十分に理解していただくと、自分の健康診断の意義について、まるでパズルを解くように、また推理小説の犯人を探す作業のように、「頭の体操」をしながらの「診断」ができる。

例えば、GOT、GPT値が少々高くても、血沈が正常で、アルブミン値も十分に存在していれば「大して心配しなくていいや」と自分で診断し、安心することもできるのだ。

検査値の意味を深く理解すると、科学的に自分の健康状態を把握することも可能なのである。

時間と興味がある方は、ぜひ、各々の検査の意義を十分に理解され、ご自分の健康診断や人間ドックの検査値を「見る」のではなく、その間に存在する意味を「読む」という"趣味"を併せてもっていただきたいものである。

5 知っておきたい血液検査の読み方

これだけは知っておくべき検査知識

血液検査の基礎知識は、自分の健康状態を把握するためにも理解しておくに越したことはない知識だ。ただ「見る」だけでなく、その検査値の表す意味を「読み」、体の声に耳を傾ける手助けとしていただきたい。

すべて理解しようと意気込まず、難しいところは飛ばして読み、自分が気になる検査値、判定に引っかかった箇所だけを読むぐらいの気持ちで読んでいただければよい。

血液検査による診断とは

血液を腕の静脈から注射器で採り出し、ガラスの容器に入れて放置すると、ベトベトとした赤黒いものが沈んでいく。この中には赤血球、白血球、血小板などの血球、つまり有形成分が含まれ、その重さで下に沈んでいく。

上の方の澄んだ部分は、血漿といい、血清とフィブリノーゲン（繊維素原）より成っているが、フィブリノーゲンは、下に沈んだ血球を固める作用がある。つまり、上方の澄ん

血液成分の組成

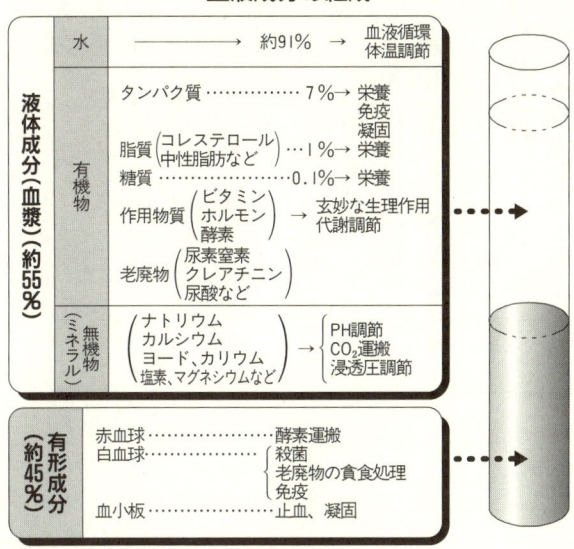

	水	→ 約91% →		血液循環 体温調節
液体成分（血漿）（約55％）	有機物	タンパク質 ………… 7％→		栄養 免疫 凝固
		脂質 (コレステロール 中性脂肪など) …1％→		栄養
		糖質 ……………… 0.1％→		栄養
		作用物質 (ビタミン ホルモン 酵素) →		玄妙な生理作用 代謝調節
		老廃物 (尿素窒素 クレアチニン 尿酸など)		
	無機物（ミネラル）	(ナトリウム カルシウム ヨード、カリウム 塩素、マグネシウムなど) →		PH調節 CO_2運搬 浸透圧調節
有形成分（約45％）		赤血球 ………………… 酸素運搬		
		白血球 ………………… 殺菌 老廃物の貪食処理 免疫		
		血小板 ………………… 止血、凝固		

　上の図に示すように、血清の90％は水分で、残りがタンパク、糖、脂肪、ミネラル、ビタミンなどの栄養素、酸素、それに種々の臓器の細胞由来の酵素類（GOT、GPT、LDHなど）、内分泌臓器で作られたホルモン、そして老廃物などである。

　こうした血球や血清の成分の多すぎや少なすぎでもって、各臓器、細胞の働きの低下や異常、破壊の様子を探る方法が、「血液検査による診断」である。

　だ部分は、文字通り「血清」ということになる。

水分

① 浮腫「むくみ」
尿量が減少し、体重が増加する
- 心不全、腎臓病（腎炎、ネフローゼ、腎不全）……排尿量の減少による
- 肝硬変、栄養障害……血液中のタンパク（アルブミン）の不足による

② 脱水症
口渇、尿量減少、粘膜乾燥の他、ひどくなると不安、興奮が起こる
- 水分の摂取不足
- 発熱、発汗、火傷などによる水の喪失
- 尿崩症（にょうほうしょう）による尿量の異常増加

タンパク質

タンパク質 [基準値　6.5～8.0g/dl]

血液中のタンパク質には、肝臓で作られ、人体を構成する60兆個の細胞を養うアルブミン（正常値3・8〜5・3g/dl）と、病気と戦うために白血球のリンパ球で作られるγ―グロブリン（免疫グロブリン）などのグロブリン（他にα_1、α_2、βがある）の2種類があり、合わせて総タンパクと呼ばれる。

アルブミンは、「寿命予知タンパク」とも呼ばれ、アルブミン値の低下は、生命力の低下、病気が極めて危険な状態にあることを表す。アルブミンが減少すると、病気と戦うために、グロブリンが増加してくる。

よって、総タンパク中のアルブミン（A）とグロブリン（G）の割合、つまりA/G比が、健康状態をみる重要な指標となる。

理想は、アルブミンが約66・66…％、グロブリンが約33・33…％、つまりA/G＝2・0が超健康な状態を表す。重大な病気のときほどアルブミンが減り、グロブリンが増えてくるので、A/G比の値は小さくなるわけだ。

① アルブミンが主に減る……栄養不良、肝炎・肝硬変などアルブミンを合成する肝臓の病

気、アルブミンが尿から排泄されるネフローゼ症候群など

②グロブリンが主に増加する……慢性感染症、関節リウマチ、多発性骨髄腫、ガンなどのためであり、なんらかの慢性の病気が存在していることを示している。

A／G比が低下しているのに、総タンパク質が増加しているのは、グロブリンの増加のためであり、なんらかの慢性の病気が存在していることを示している。

病気の重症度や生命の予後を推測する場合、他の種々の検査値は不要で、アルブミン値とA／G比の値だけで判断できるといっても過言ではないほど重要な検査である。

脂肪

①総コレステロール［基準値　120〜220 mg/dl］

総コレステロールは、多すぎると動脈硬化の原因になるとされるが、最近は、コレステロールが低いと、健康長寿にはなり得ない、という論文も多々みられる。

コレステロールは、人体60兆個の細胞の膜の成分、男性ホルモン・女性ホルモンの原料、消化液の胆汁の成分であり、体内に存在する約100gのコレステロールのうち約4分の1は脳に存在していることを考えると、当然かもしれない。

コレステロールは、肝臓で合成されるので100mg/dl未満の極端な低コレステロールは、肝硬変、慢性の重症肝炎など、肝臓の病気による場合も多く、予後（生命）も短かい。

② HDLコレステロール [基準値 男40〜70mg/dl 女45〜75mg/dl]

動脈硬化を予防するHDLコレステロールは、動脈硬化を起こしている部分から、原因であるLDLコレステロールを取り除く作用をする。HDLが平均値より高いと、動脈硬化（脳梗塞、心筋梗塞）になりにくいとされている。

③ 中性脂肪 [基準値 50〜150mg/dl]

中性脂肪は、体を動かすエネルギー源ではあるが、多すぎると皮下や内臓、血管の内壁に沈着して、肥満、脂肪肝、動脈硬化を起こす。少なすぎるのは、栄養低下状態である。

糖

血糖値 [基準値 60〜110mg/dl]

血液中の糖分（血糖）は、血液100cc（＝dl）中、早朝空腹時に60〜110mg/dlあるのが正常である。血糖は筋肉をはじめ、体の種々の臓器が働くためのエネルギー源であ

グリコヘモグロビン

グリコヘモグロビン＝HbA$_1$c 〔基準値 4.0〜6.0%〕

るし、とくに脳は、そのエネルギーをほぼ一〇〇パーセント糖に依存しているので、血糖値が 60mg/dℓ 以下に下がる（低血糖症）と、冷や汗、イライラ、意識消失、頻脈、血圧低下……などの症状が出現する。

しかし、過食、運動不足などで、血糖が上昇し、それを低下させるインスリン（すい臓のβ細胞から分泌されるホルモン）の分泌が間に合わなくなると、高血糖状態がつづき、腎臓や眼の網膜の血管、神経に栄養を与える血管の壁が傷害されて、栄養の補給ができなくなり、糖尿病性腎症（腎不全）、糖尿病性網膜症（失明）、手足の知覚障害などが起きてくる。

「糖尿病」とは、その血糖を少しでも薄めようとして、のどが乾き、水をたくさん飲んだ結果、尿をたくさん出し（頻尿）、尿糖を排泄するのでこの病名がつけられたわけだ。

つまり、「糖尿病」の真の病態は、「高血糖症」である。

グリコヘモグロビンは、赤血球の中のヘモグロビンの一種で、血液中のブドウ糖と徐々に結合していく。つまり、赤血球の寿命（約120日）と同じだけ血液中に存在するので、HbA_1cにより過去3ヶ月くらいの平均血糖値がわかる。

空腹時血糖値は、前日の生活状態（過食・運動不足や、逆に少食、運動十分）によってその値が大きく変動するので、糖尿病であるかないか、または、糖尿病の重症度をチェックするためには、HbA_1cの数値が極めて重要になってくる。

酵素

酵素は、細胞で作られ、体内で行われる諸々の化学反応に関与して、その反応を迅速に行わせる触媒のような作用を営んでいる。口にした食物は、消化液に含まれる酵素（消化酵素）により分解されて、血液中に吸収される。

また、血液に吸収された栄養素が、肝臓、すい臓、筋肉、脳などの臓器で、細胞内の構成成分になったり、エネルギーとして用いられるときにも、また、細胞内で物質が作られたり、壊されたりするときにも種々の酵素が働いている。酒、みそなどの発酵食品も、酵

素が醸し出した傑作だ。

これまで約200種類の酵素の存在が確かめられているが、よく耳にするものとして、だ液中のプチアリン（炭水化物分解酵素）、胃液中のペプシン（タンパク分解酵素）の他、ジアスターゼ（大根の中）、パパイン（パパイヤの中）、ブロメリン（パイナップルの中）などの消化酵素がある。

① AST＝GOT（グルタミン酸オキサロ酢酸トランスアミナーゼ）
【基準値】 10〜40国際単位

② ALT＝GPT（グルタミン酸ピルビン酸トランスアミナーゼ）
【基準値】 5〜45国際単位

アミノ酸の合成を促す酵素で、主に肝細胞内に含まれているので、血液検査で上昇しているときは肝細胞の破壊（肝炎、肝ガン、肝硬変）を表している。

ただし、筋肉細胞にも含まれているので、心筋梗塞による心筋の壊死、四肢の筋肉の傷害でも上昇してくる。

肝臓の病気のときはGPTの値∨GOTの値

筋肉の病気のときはGOTの値∨GPTの値である。ただし、肝臓の病気も慢性化していくとGOT∨GPTとなり、とくにGOT╫3GPTとなると、肝臓ガンが発生していることが多い。

なお、肝臓病でGOT、GPTの数値が以下のように出たら次のように診断される。

200以上の場合……仕事を減らす
300以上の場合……入院の必要あり
1000以上の場合……重症

③ LDH（乳酸脱水素酵素）【基準値 200〜450国際単位】

体内の細胞で、糖からエネルギーが作られるときに働いている酵素。心臓、筋肉、肝臓、脳などの種々の臓器の細胞に含まれているので、心筋梗塞、筋肉の炎症や筋ジストロフィー、肝臓病（肝炎、肝硬変、肝ガン）などで上昇してくるが、その場合、必ずGOTやGPTなどの酵素も並行して上昇する。

しかし、LDHのみが極端（1000単位以上）に高い場合、悪性腫瘍（ガン）の疑いが高くなる。

なお、肩こりや筋肉痛の原因物質は乳酸で、それを分解するのがLDHなので、単なる筋肉痛や肩こりのときに上昇（ただし、1000単位以下）することもある。

④LAP（ロイシンアミノペプチターゼ）[基準値　30〜70国際単位]

肝臓で作られ、胆汁に排泄されるので、胆石、胆のう炎、胆道のガンなど胆汁の流れを阻害する病気が存在すると、胆道に滞ったLAPを血液が吸収し、血中LAPが上昇する。肝内にも胆管は存在するので、肝炎や肝硬変、肝ガンでも軽度の上昇はみられる。

⑤ALP（アルカリフォスファターゼ）[基準値　70〜250国際単位]

リン酸化合物を分解する酵素。肝臓で作られ、胆汁に排泄されるので、LAPと同様の意味をもつ。しかし、骨芽細胞やガン細胞でもALPが作られているので、GOT、GPT、LAPの上昇を伴わないALPのみの高値は、骨の病気（骨肉腫、ガンの骨への転移）や種々の臓器のガンが疑われる。ただし、最近は閉経後の婦人の骨粗鬆症のときに上昇してくる例が目立っている。なお、骨の成長の著しい子供では、大人の値の3倍にもなることがあるが、これは異常ではない。

⑥ γ-GTP（ガンマー・グルタミル・トランスペプチターゼ）

【基準値】 男60国際単位以下／女35国際単位以下

タンパク質を分解する酵素。アルコールを飲むと上昇してくるので、GOT、GPT、LAP、ALPがほぼ正常で、γ-GTPのみ高値のときは、アルコール性肝障害が考えられる。ただし、アルコールを一滴も飲めない下戸でγ-GTPのみ高い人は水分をとりすぎる、漢方でいう「水毒症」の人である。

⑦ ChE（コリンエステラーゼ）

【基準値】 $3.7 \sim 7.8 \times 10^3$

アルブミンもChEも肝細胞で生産されるので、両者は並行して変動する。肝炎、肝硬変、肝ガンなどで健康な肝細胞が少なくなるとChEもアルブミンも低値になる。なお、栄養不良、種々のガンなどでも、肝細胞でのアルブミン、ChEとも合成が低下するので低値になる。脂肪肝のときは、ChEが逆に高値になるのが特徴である。

⑧ アミラーゼ 【基準値】 55〜210 mg/dℓ

アミラーゼは、唾液腺、すい臓に多く含まれる酵素で、すい臓の病気（すい炎、すい臓

諸器官の機能を統合、調節するホルモン

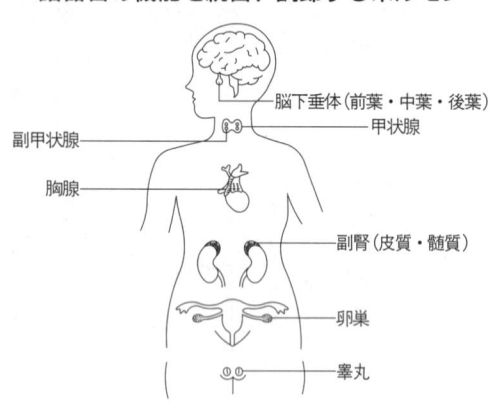

- 脳下垂体(前葉・中葉・後葉)
- 副甲状腺
- 甲状腺
- 胸腺
- 副腎(皮質・髄質)
- 卵巣
- 睾丸

ガン、すい臓結石など)や急性耳下腺炎で高値になる。

ホルモン

体内の諸器官の機能を統合、調節しているのが、内分泌腺より分泌されるホルモンである。つまり、他の器官に働いて、その器官の働きを調節する。ちなみにホルモンの語源は、ギリシャ語の「刺激する」から来ている。

老廃物

①BUN(尿素窒素)[基準値 8〜21mg/dℓ]

体内でエネルギー源として使われたタンパク質の燃えカス。文字どおり、尿の素になる物質

ホルモンの過不足でおこる病気

内分泌腺		ホルモン名	作用部位	主要作用	多すぎる	少なすぎる
脳下垂体	前葉	成長ホルモン（GH）	全身の骨	骨端軟骨の成長促進・タンパク合成促進	巨人症・末端肥大症	小人症
		甲状腺刺激ホルモン（TSH）	甲状腺	サイロキシン分泌促進		
		副腎皮質刺激ホルモン（ACTH）	副腎皮質	副腎ホルモン分泌促進	クッシング症候群	シモンズ病 シーハン病
		卵胞刺激ホルモン（FSH）	卵巣	卵胞の成熟		
		黄体形成ホルモン（LH）	卵巣	排卵誘発		
		催乳ホルモン（LTH）	乳腺	乳汁分泌促進		
	中葉	メラニン細胞刺激ホルモン（MSH）	皮膚	色素代謝の調節	皮膚色素増加	
	後葉	バゾプレッシン（ADH）	尿細管	利尿抑制		尿崩症
		オキシトシン	子宮	子宮収縮作用		
甲状腺		サイロキシン	全身の細胞	物質代謝促進	バセドウ病	粘液水腫
上皮小体		パラソルモン	骨の細胞	カルシウム、ビタミンDの代謝	骨炎	テタニー
すい臓		グルカゴン			血糖増加	
		インスリン			血糖減少	糖尿病
副腎髄質		アドレナリン	交感神経他	糖代謝促進	低血糖症	
副腎皮質		グルココルチコイド	全身の細胞	血糖上昇・消炎	過血糖、高血圧 クッシング症候群	アジソン病

で、血液中のBUNは、腎臓でろ過されて尿の成分となり体外へ排泄される。腎炎、ネフローゼ、糖尿病性腎症などの腎臓病にかかると、腎機能が落ちて、血液中にBUNが残留する。つまり、正常値の21mg/dlを超えると、腎機能障害が疑われる。

BUN 40～50mg/dl以上……腎不全

BUN 100mg/dl以上……尿毒症（透析が必要）

なお、運動、下痢、嘔吐、発熱の後にBUNが上昇することがあるが、次のクレアチニンはこうした状態には左右されず、純粋な腎機能の指標になる。

②クレアチニン[基準値 0・7～1・3mg/dl]

タンパク質を構成するアミノ酸の代謝産物であるクレアチンが筋肉のエネルギー源として使われた後にできる老廃物。簡単にいうと、BUNと同じく、タンパク質の燃えカスである。BUN値が食事中のタンパクの摂取の多寡や運動、発熱などにより影響を受けるのに比べ、クレアチニン値はそうした因子に影響を受けないので、腎機能をより正確に表している。

3・9mg/dl以上……腎不全（腎機能は70％以上廃絶）

8・0 mg／dl以上……腎不全から尿毒症への移行中（透析の必要あり）

③尿酸

体内の細胞は、常に古いものは壊され、新しいものが生まれるという新陳代謝が営まれている。古い細胞中の核の中の核酸（プリン体）の燃えカスが尿酸で、文字どおり尿として排泄される。血液中に多くなると尿酸塩を作り、それぞれ痛風、痛風結節（耳たぶ）、動脈硬化、腎機能障害を起こす。腎臓などに沈着し、足の親指の関節・膝、耳たぶ、動脈の内壁、肉類、ナッツ、カマボコ、ビールなどプリン体を多く含む食物の摂取過剰で血液中に上昇してくる他、過食、アルコール過多、激しい運動やストレスでも上昇する。

もちろん、腎臓病（腎不全、尿毒症）のときに、BUNやクレアチニンとともに血中に上昇してくるのは、いわずもがな、である。

④腫瘍マーカー

腫瘍マーカーは、「正常な健康細胞からは産生されず、ガン細胞からのみ作り出される血液中の非常在タンパク」のことで、ガンの存在や、ガンの再発・転移を診断するのに応用されている。

腫瘍マーカーでわかるガン、わからないガン

腫瘍マーカー項目＼ガン	肺ガン	食道ガン	胃ガン	すい臓ガン	大腸ガン	肝ガン	胆のう胆道ガン	乳ガン	卵巣ガン	子宮ガン	膀胱ガン	前立腺ガン	悪性リンパ腫	白血病	基準値
AFP						●									10以下
CEA	●				●										5.0以下
エラスターゼI				●											400以下
CA19-9				●	●		●								37以下
CA15-3								●							27以下
CA125									●						35以下
IAP						●									500以下
TPA	●					●		●							110以下
NSE	●														10.0以下
SCC	●									●					1.5以下
PAP												●			3.0以下
CA72-4			●						●						4.0以下
SPan-1				●		●	●								30以下
SLX				●		●	●		●						38.0以下

●がとくに有用性が高い

しかし、「腫瘍マーカー」は、ガンがある大きさ以上にならないと血液中に出現しないことも多くあるし、良性疾患から産生されることもあるし、腫瘍マーカーが陰性でも、ガンが存在しないという保証はないので、現段階では、一〇〇パーセント確実な診断法とはいえない。

ただし、治療前に陽性であった腫瘍マーカーが、治療（手術、放射線、抗ガン剤など）により陰性化し、その後、再び陽性化してくると、X線検査などの諸検査で発見される前にガンの再発や転移が早期にわかることが多い。

ガンの診断と腫瘍マーカーについては

図に示すが、主な腫瘍マーカーは次のとおり。

AFP（α―フェトプロテイン）……原発性肝ガンのほぼ一〇〇％で陽性

CEA……胃・腸、肺、乳房、すい臓のガンで陽性（ただし、糖尿病、肝炎、肝硬変、慢性すい炎、慢性気管支炎、ヘビー・スモーカーで陽性になることもある）

CA19～9……すい臓ガンの80～90％で陽性

CA125……卵巣ガンの70％で陽性

PSA……前立腺ガンの以下のパーセントで陽性

PSA値	前立腺ガンの可能性
4・0未満	0・2％
4～10	10％
10以上	40％

非常在タンパク

健常者の血液中には、ふつうは存在しないか、あっても極くわずかしかないタンパク質を非常在タンパクという。

①CRP(C反応性タンパク) [基準値 0.6mg/dl以下]

肺炎、気管支炎、胆のう炎……など「○○炎」という病気(炎症性疾患)では、CRPという、健常者にはほとんど存在しないタンパク質が血液中に増加する。

CRPはリウマチ、クローン病、強皮症などの自己免疫疾患や、ガン、心筋梗塞など細胞が壊死した状態でも増加してくるが、炎症疾患ほど高値にはならない(肺炎では10以上になることもある)。

②RAテスト [基準値 (二)]

リウマチでは、リウマチ因子と呼ばれる、IgG(免疫グロブリンG＝γ－グロブリンの一種)に対してできる自己抗体＝非常在タンパクの出現をキャッチすることにより、診断がつけられる。ただし、RAテスト陽性の病気は以下のようになる。

〈出現率〉

リウマチ性関節炎……80%
膠原病（SLE、強皮症など）……20〜100％（シェーグレン症候群では100％）
肝臓病……15〜80％（肝硬変では80％）
統合失調症……40％
うつ病……60％
ガン……20％

と多岐にわたる。「免疫の異常」とは、無関係の疾患でもかなり高率にRA因子が発生するが、自然医学的見地からは、こうした病気の下地に「冷え」が存在する点が見てとれる。

③HBs抗体、HCV抗体【基準値　（−）】

B型肝炎ウイルスに感染するとHBs抗体、C型肝炎ウイルスに感染するとHCV抗体、という非常在タンパクが血中に出現する。なお、HBs抗原は、B型肝炎ウイルスそのものと考えてよく、陽性（＋）は、B型肝炎ウイルスが体内に存在していることを表す。

ただし、HBs抗原（−）、HBs抗体（＋）の場合、免疫グロブリンであるHBs抗体がB型肝炎ウイルスとの戦いに勝利して、ウイルスを追い払い、もう二度とB型肝炎には

かからない、ということを示唆している。

有形成分(血球)

① 赤血球 [基準値 男430～570万/㎣ 女370～500万/㎣]

肺(胞)の中に吸い込まれた酸素は、肺胞壁に張り巡らされている毛細血管の中に吸収されて、赤血球にキャッチされ、全身の細胞に運ばれていく。赤血球の「赤」という色を出しているのが、鉄とタンパクでできているヘモグロビン(血色素)である。

赤血球の数と血色素の量の組み合わせで、貧血の原因がほとんど推測できる。

赤血球の多すぎ……多血症(脳梗塞、心筋梗塞などの血栓症が起こりやすい)

赤血球の少なすぎ……貧血(種類・原因は血色素との関係から推察)

② 血色素(ヘモグロビン) [基準値 男13・5～17・5g/㎗ 女11・3～15・2g/㎗]

鉄からできるヘム(という色素)とグロビンというタンパクからできており、ヘムが磁石のように酸素とくっつくので、赤血球は酸素を運搬できる。

1 鉄欠乏性(低色素性)貧血……赤血球の数は正常(たとえば500万/㎣)

食物中の鉄分不足、下痢や胃腸病による鉄分の吸収障害などが原因のこともあるが、大部分は、潰瘍や外傷、生理過多、痔などによる出血過多のため、血液が失われ、骨髄での造血において、血球産生は存分にできても、血色素の産生が間に合わないために起こるタイプの貧血である。

2 高色素性貧血……赤血球数減少（たとえば３５０万／㎣）血色素正常（たとえば15・0g／dℓ）

赤血球の数は少ないが、1個1個の赤血球の色は濃い（すぎる）タイプの貧血で、悪性貧血（ビタミンB_{12}欠乏）や再生不良性貧血などが該当する。また、ヘビードリンカー（アルコール過飲者）も、このタイプの貧血になる。

3 正色素性貧血……赤血球数減少（たとえば３００万／㎣）血色素も少ない（たとえば8・0g／dℓ）タイプが該当する。ガンではこのタイプの貧血になる。他に、腎臓病による貧血や溶血性貧血などがある。

③白血球【基準値 4000〜8000/㎣】

白血球は、免疫の中枢を担う細胞で、細菌感染症、疲労、ストレスなど、体に何か異常が発生したときに増加する。もちろん、血液のガンである白血病では著増する。ただし、風邪、インフルエンザ、肝炎などのウイルス感染では、その初期はむしろ減少する。

1 多すぎ

(i) 1万〜2万/㎣……肺炎、気管支炎、虫垂炎、胆のう炎などの細菌感染症や心筋梗塞など組織破壊の病気

(ii) 3万〜10万/㎣以上……白血病

2 少なすぎ

(i) 2500/㎣以下
  ・ウイルス感染……風邪、ハシカ、A型肝炎など
  ・膠原病
  ・再生不良性貧血
  ・抗ガン剤や放射治療法の副作用

④ **血小板** 〔基準値 12万～35万/㎣〕

血小板は止血作用をするので、少ないと出血しやすくなるが、逆に多すぎると血栓を作りやすくなる。

(ⅰ) 多すぎ
- 血小板増多症
- 多血症
- 白血病

(ⅱ) 少なすぎ
- 特発性血小板減少性紫斑病
- 肝硬変や慢性肝炎
- 白血病
- 再生不良性貧血

血沈

赤血球沈降速度 [基準値 男0～10㎜／女0～15㎜]

血液に抗凝固剤を加えて固まらないようにし、目盛りのついた細いガラス管に入れて垂直に立てると、血球（主に赤血球）が時間とともに沈んでいく。この速度を「赤血球沈降速度」、略して「赤沈」または「血沈」という。

実に単純な検査であるが、第2次大戦前後の結核全盛時代には、この血沈の値で入退院を決めていたほど重要視されていた。

正常範囲は、男で10㎜、女で15㎜以内であるが、何か病気があると、必ずそれ以上に速く沈んでいく。これを血沈の亢進という。

つまり、急性炎症では、$α_2$グロブリンの増加やCRPが、また慢性の炎症やガンでは、$γ$ーグロブリンの増加や赤血球の減少（貧血）、アルブミンの低下が、血沈の促進要因になる。「血沈」の亢進は、なんの病気かは特定できなくても、どこかに病気が潜んでいることを暗示している。とくに50以上の場合、必ず病気が存在しているので、自覚症状がなくても、精密検査が必要である。

石原結實（いしはら ゆうみ）

医学博士。1948年、長崎市生まれ。長崎大学医学部卒業、血液内科を専攻。同大学院博士課程修了。長寿地域として有名なコーカサス地方（グルジア共和国）や、スイスのB・ベンナー病院などで、最前線の自然療法を研究する。85年、伊豆に玄米食、人参ジュース、運動療法、温泉療法などで健康増進を目的とする保養所を設立。現在、イシハラクリニック院長。「おもいっきりテレビ」等の健康番組でのわかりやすい解説に定評がある。主な著書に『体を温める』と病気は必ず治る』（三笠書房）、『病は脚から！』（文藝春秋）、『「一食抜き」健康法』（朝日新聞社）、『血の流れをよくすればボケない！』（小社刊）などがある。

病気は自分で見つけ、自分で治す！ ベスト新書

二〇〇六年七月　一　日　初版第一刷発行
二〇〇七年二月二十八日　初版第七刷発行

著者◎石原結實

発行者◎栗原幹夫
発行所◎KKベストセラーズ
東京都豊島区南大塚二丁目二九番七号　〒170-8457
電話　03-5976-9121（代表）　振替　00180-6-103083

装幀◎坂川事務所
印刷所◎近代美術
製本所◎ナショナル製本
電植製版◎三協美術

©Yumi Ishihara 2006, Printed in Japan
ISBN978-4-584-12110-8 C0277

定価はカバーに表示してあります。乱丁・落丁がございましたらお取り替えいたします。
本書の内容の一部あるいは全部を無断で複製複写（コピー）することは、法律で認められた場合を除き、著作権および出版権の侵害になりますので、その場合はあらかじめ小社あてに許諾を求めて下さい。

ベスト新書　好評既刊

間違いだらけの抗ガン剤治療
梅澤 充
ISBN4-584-12106-0
定価／本体八〇〇円＋税

「抗ガン剤は毒薬。使いすぎは命を縮める！」20年来、ガン治療に当たる外科医が、日本のガン治療の問題や限界を告発し、試行錯誤の末、考案した「極少量の抗ガン剤と免疫力で長生きする」治療法と成功例を紹介する。

日本の百名城　失われた景観と旅の楽しみ
八幡和郎
ISBN4-584-12108-7
定価／本体九三〇円＋税

日本の「百名城」を厳選し、その知られざる歴史エピソードと、在りし日の姿を再現するイラストで構成した、ファン待望のお城の本。「歴史的価値」「現状の城」「城下町」の三つの観点から五つ星評価を付す。

「感動」禁止！　「涙」を消費する人びと
八柏龍紀
ISBN4-584-12102-8
定価／本体七八〇円＋税

「感動をありがとう！」「勇気をもらいました！」って気持ち悪いと思いませんか？　オリンピック、サッカーW杯、小泉劇場、韓流、セカチュー……。簡単に熱狂するカラッポ人間は、いつ、そしてなぜ生まれたのでしょうか？

禁煙ファシズムと戦う
小谷野 敦・斎藤貴男・栗原裕一郎
ISBN4-584-12099-4
定価／本体八五〇円＋税

行き過ぎた禁煙運動はすでにファシズムと化した！　個人の嗜好の問題を越えてたばこ問題を考えるすべての愛煙家と嫌煙家、必読の書。環境中たばこ煙の害が相対的に低いことを検証したエンストローム論文を付録につける。

韓国の日常世界
任 栄哲
ISBN4-584-12074-9
定価／本体八〇〇円＋税

現代韓国の生活・社会・文化・精神世界・自然環境の五つの領域から、全一三〇項目を網羅して、日本文化との比較も織り込みながら解説した、韓国びいき必携のレファレンス・ブック。